元気で長生きするために、
歯のケアをしましょう！

迷ったときの
# かかりつけ
# 歯医者
## 広島

かかりつけ医シリーズ ⑦

**歯周病・ブリッジ・矯正歯科
インプラント・審美歯科・予防ケア**など

医療評価ガイド編集部　編著

南々社

### 歯科医が選んだかかりつけ歯医者 広島❼

## 患者目線の「良いかかりつけ歯医者」がわかる

本書は、編集部が広島の総合病院や診療所など複数の歯科医師を取材して、信頼できる歯科医師を推薦してもらい、地域性なども考慮して選んだ70のかかりつけ歯医者を紹介しています。推薦基準は、「歯科医師本人やその家族が病気になったときに診てもらいたい、かかりつけ歯医者」です。

70の医療施設へのインタビューを通して、具体的な診療内容やポリシー(診療方針)、歯科医師の略歴、施設が精通する治療について、紹介しています。

もちろん、本書に掲載した歯科医院のほかに、広島県内には多くの優れた歯科医院があります。本書は、あくまでも編集部の「一つの見方」にすぎません。良い歯医者を見つける目を養い、「患者力」を高め、自分に合った信頼できるかかりつけ歯医者を選ぶ参考書として、ご活用ください。

### 歯科医師への無料質問ハガキ付(はさみ込み)です。

ご利用ください。

医療評価ガイド編集部

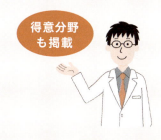

得意分野も掲載

## 歯の治療を安心して受けるために

### がん・糖尿病・脳卒中などの予防に役立つ

　口の中には10億個以上の細菌がいて、それらは歯周病やむし歯だけでなく、糖尿病や脳卒中、動脈硬化、心筋梗塞、肺炎、リウマチ、早産など、さまざまな全身疾患と関係していることが分かっています。

　特に、成人の多くが歯周病になっているといわれており、糖尿病などの生活習慣病とも密接に関係しています。また、高齢者の疾患として多い誤嚥性肺炎も、口の中の細菌が原因で発症するケースもあり、口のケアを怠るとさまざまな悪影響が現れてきます。そんな中、がんや脳卒中などの身体的疾患の手術前に、歯科のケアを行ってから施術をした場合、「術後の治療による入院日数が減少する」という明らかなデータ結果もあります。

　現在、こうした口の中の状態が全身疾患に及ぼす影響や、健康で長生きするための予防歯科の重要性が広く認識されるようになっており、私たちが元気で生活を送るために**「歯科医療」**が果たす役割は、より一層大きくなってきています。

### 歯科医師たちの診療にかける想い、本音がわかる！

　本書は、前ページで述べたように総合病院や診療所など複数の歯科医師の取材に基づき、「歯科医師本人やその家族がかかりたい歯医者」を推薦してもらい、掲載しています。そんな、かかりつけ歯医者たちは、日々、どんな想いで診療に取り組んでいるのでしょうか。

　本書では、**「歯科」**に関する診療について、かかりつけ歯医者のポリシー、患者への向き合い方、検査・治療の特色などを歯科医師の本音で紹介しています。

## 本書「歯医者編」に掲載の主な診療分野

- 歯周病治療
- 矯正歯科
- 審美歯科
- 小児歯科
- 睡眠時無呼吸症候群
- 歯の予防やケア
- 入れ歯、ブリッジ、インプラント
- 歯内療法
- 歯医者のかかり方
- 歯科と医科との連携　など

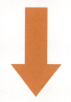

上記に関して、
「県内各エリアのかかりつけ歯科医（70施設）」や
「総合病院の歯科専門医たちの解説（12項目）」など、
治療や検査、ケアなどの最新診療を、
患者目線でやさしく・詳しく解説！

●広島大学病院の歯科専門医たちが最新治療を解説

　広島大学病院の歯科専門医たちが、歯科に関する診療について、最新の治療と動向をやさしく解説しています。
　また、かかりつけ歯医者との連携や、良いかかりつけ歯医者の条件などについてもアドバイスしています。

Introduction

# 元気で長生きしたければ、歯のケアを!

広島大学病院 歯周診療科
## 栗原英見 科長・教授

くりはら・ひでみ。1954年千葉県生まれ。1980年広島大学歯学部歯学科卒業。岡山大学歯学部助手、同助教授を経て、1995年広島大学歯学部教授。歯学博士。専門分野は歯周病学。日本歯周病学会歯周病専門医・指導医。日本歯科保存学会指導医。

「Floss or Die（デンタルフロスをしますか、それとも死にますか）」
かつて、米国でセンセーションを起こしたメッセージです。歯周病が、心筋梗塞などの命に関わる病気の原因になることを表現しています。
たかが歯とあなどるなかれ。歯周病だけでなく、口の中のトラブルは体全体に影響を及ぼします。人生100年時代を健康で生き抜くための鍵は、歯にあるといっても過言ではありません。広島大学病院歯周診療科の栗原英見教授に、歯と全身の健康の関係、歯科医との関わり方などについて、話を伺いました。

## 歯周病もむし歯も細菌による感染症

「年をとって歯が抜けるのは老化現象の一つ」「むし歯になるのは甘いものを食べるから」。そんなふうに考えている方は多いのではないでしょうか。

イントロダクション ■ 元気で長生きしたければ、歯のケアを！

しかし、歯磨き（ブラッシング）や生活習慣を整えて正しく歯のケアをすれば、年をとっても自分の歯を保つことができます。

また、甘いものはむし歯の原因の一つですが、それだけでむし歯になるわけではありません。むし歯菌、歯の質や形、唾液の質、口の中の解剖学的要因、間食の取り方と時間など、いくつかの要因が重なってむし歯になるのです。歯周病とむし歯は、歯を失う二大要因です。厚生労働省の調査では、65歳の80％以上が歯周病にかかり、13歳の90％以上にむし歯が見られます。

歯垢（プラーク）という言葉を聞かれたことがあると思います。歯の表面にこびりついた、白っぽくネバネバしたものです。プラークは食べかすではなく細菌の塊で、口の中にはさまざまな細菌が10億個以上生息しているといわれています。その細菌の中に歯周病やむし歯の原因菌がいます。

歯周病もむし歯も、口腔細菌によって引き起こされる感染症なのです。世界レベルでの研究によって、これらの菌がさまざまな病気と密接に関係していることが分かってきました。

## むし歯が原因で脳出血が起きることも

むし歯や歯周病を治療した際に、むし歯菌や歯周病菌が血液中に入ることがあります。体の血液の中に細菌が存在する状態を「菌血症」と呼びます。むし歯や歯周病を放置していると、歯を磨いたり、物を食べたりするだけでも菌血症（歯原性菌血症）は起きるといわれています。

ただし、通常では細菌が血液中に侵入しても、マクロファージのような免疫細胞に捕まってすぐに排除されますから、健康な人であればそれほど心配する必要はありません。しかし、体力の低下した人や高齢者では、そうした体の防御メカニズムが正常に機能しません。また、むし歯菌や歯周病菌が全身に巡れば、全身疾患の原因ともなり得ます。

2018年に、「ミュータンス菌というむし歯の原因菌、その中でもCnm陽性ミュータンス菌が脳出血に関わっている」という報告がされました。Cnm陽性ミュータンス菌とは、止血を妨げるタンパクを持つむし歯菌で、日本人の約10〜20％がこの菌を持っているとされています。

Introduction

　このCnm陽性ミュータンス菌が原因で脳出血が起き、特に、微小な脳出血が多く見られることが明らかになっています。また、Cnm陽性ミュータンス菌を持っている人は単語を思い出しにくくなるという報告もあり、認知症とも関わっている可能性があります。
　これまで、高血圧が原因と考えられてきた、「脳出血の26％にCnm陽性ミュータンス菌感染が認められた」という研究や、「この菌を治療すれば年間3万人の脳出血が予防できる」という研究もあります。
　「むし歯予防の第一は、歯磨き」。とすれば、歯磨きはむし歯予防だけでなく、脳出血予防につながることにもなるのです。

## 歯周病は全身の病気と関わっている

　歯周病は、糖尿病と関連していることはよく知られています。「糖尿病の人は歯周病にかかりやすい」というデータがあり、また、「糖尿病の人は歯周病が治りにくい」という報告があります。
　最近では、「歯周病菌が体内に入ると、インスリンの働きが低下して糖尿病の症状が悪化する」という、逆の関係も明らかになってきました。つまり、歯周病と糖尿病は、お互いを悪化させると考えられるようになってきたのです。また、歯周病を治療すれば、糖尿病が改善することも分かってきています。
　歯周病と関連があるのは糖尿病だけではありません。噛む機能が低下するため肥満になりやすかったり、脳や心臓などの血管障害、早産・低体重児出産、関節リウマチ、骨粗しょう症、感染性心内膜炎、肺炎、バージャー病、非アルコール性脂肪性肝炎（NASH）、アルツハイマー病などとも関連があるといわれています。
　肺炎は、日本人の死亡原因の第3位です。口腔内細菌が唾液や胃液と一緒に肺に入って起きる誤嚥性肺炎は、寝たきりの高齢者に多く、高齢者の肺炎の約7割が誤嚥性肺炎です。誤嚥性肺炎の原因となる細菌の多くは歯周病菌だといわれ、誤嚥性肺炎の予防には歯周病のコントロールが重要になります。健康長寿のためには、適切な口腔ケアを続け、誤嚥を防ぐことも大切です（P7、図）。

イントロダクション ■ 元気で長生きしたければ、歯のケアを！

## 歯周病と全身とのかかわり

歯肉の血管から歯周病菌とその毒素が全身に回り、引きおこします

**脳梗塞**

**動脈硬化症**
血流が悪くなる
血管がつまる

**狭心症・心筋梗塞**

**心内膜症**
心臓内部で炎症を起こす

**肺炎・気管支炎**

**誤嚥性肺炎**
細菌が唾液と共に肺に流れこんでおきる（高齢者の肺炎による死亡の、最大の原因となる）

**認知症**
噛めなくなると、脳への血流・刺激が減少しリスクが高まる

**がん？**

**糖尿病**
糖尿病で歯周病が進行すると死亡率が大幅に増大する

**消化器疾患**

**肥満・メタボ**

**関節リウマチ**

**早産・胎児の低体重**
37週未満、2500g未満

## 歯周病治療で脳梗塞や心筋梗塞を予防

　最近の研究では、動脈硬化の原因の一つに菌血症が指摘されています。動脈硬化を起こした血管の中のプラーク（粥腫／血管の瘤）に、歯周病菌が見つかった例がアメリカや日本で報告されているのです。動脈硬化は、脳梗塞や心筋梗塞の原因になります。

　また、以前から、歯周病の人は心筋梗塞になるリスクが高いことが報告されていて、歯周病菌で血小板の凝集能（集まって固まる）が高まり、血栓が形成されやすくなるとみられています。歯周病を予防・治療すれば、脳梗塞や心筋梗塞の予防につながるのです。

　むし歯菌は、血小板の作用を抑制するため出血を起こしやすくなるのに対して、歯周病菌は、血小板の作用を高めるため血栓を作りやすくなります。

Introduction

　同じ血管の病気でも、血管壁が切れて出血を起こすのと、血栓が詰まって梗塞を起こすという正反対の現象を引き起こすわけですが、どちらもしっかり口腔ケアをして、歯を健康に保つことが病気の予防につながります。
　これからの日本の目標は、「健康寿命を伸ばすこと」です。一生涯寝たきりにならず、健康で明るく元気に生活するためには、歯の寿命を伸ばすことが大切になります。全国的に、80歳になっても自分の歯を20本以上保つことを目標とする「8020運動」が展開されていますが、その中間目標として「5525運動」というものがあります。55歳で自分の歯が25本あることを目標とするもので、広島県は5525運動に力を入れ、働き世代からの健康増進を支援しています。
　何歳になっても自分の歯で何でも噛んで食べられることは、食生活を豊かにし、健康維持とさまざまな病気の予防にもつながります。

## 一日1回は丁寧な歯磨きを

　歯周病菌は、7〜8時間かけてゆっくり増殖するとされています。そのため、歯ブラシで歯垢を落とすだけで十分で、予防や治療にも歯磨き（ブラッシング）が役立ちます。一方、むし歯菌は増殖が速いため、ブラッシングに加えて食事の管理やフッ素による予防が不可欠となります。
　ブラッシングで気を付けることは、一日に1回でもいいので丁寧に磨くことです。一日に10回磨いても、いい加減な磨き方で、いつも隅に磨き残しがあったのでは意味がありません。一日に1回でも、隅々まで丁寧にブラッシングをすることが大事です。可能であれば音波歯ブラシを使えば、手で磨くよりも約5倍効率よく磨くことができます。
　歯科医療の基本も、ブラッシング指導を丁寧にすることです。削って埋める治療は、原因を除去することにはならず、あくまでも対症療法です。ブラッシングこそが根本治療であり、基本です。
　歯科医を選ぶポイントも、重要なのはブラッシング指導を丁寧にしてくれるかどうかです。さらに、X線写真などを見ながらきちんと説明してくれることも大切です。きちんと説明するには、基の検査データがしっかりあって、

その後の経過観察もきちんとしていなければなりません。そのためには、歯科医師と歯科衛生士との連携が取れていることも大切です。

　歯周病の進行程度にもよりますが、一般的に、初診日の1回だけで検査から歯周病治療まで全て終える歯科医院は、あまりお勧めできません。これでは、きちんとした歯周病治療はできません。歯周病の治療にはどうしてもある程度の期間が必要となります。痛い治療もきちんとやってくれることも大切なことです。歯科治療は、手早く済めばよいというものではないのです。

## ブラッシングと歯科医の定期的なケアが大切

　歯科医を選ぶ際に参考にできる資格として、厚生労働省が認めている「広告ができる専門医」があります。歯科では、「口腔外科専門医・歯周病専門医・小児歯科専門医・歯科麻酔科専門医・歯科放射線専門医」の五つの領域の専門医があります。しかし、歯周病に関しては県内には30人弱しかいないため、歯科衛生士と十分な連携が取れている歯科医院で、ブラッシング指導や定期的なケアを受けることが大切です。

　歯の治療は、単にむし歯や歯周病を治すものではありません。高齢化が進む中で健康寿命を伸ばすためには、日頃から意識して歯をケアすることが大切になります。年をとっても、口の中の健康を保って元気に暮らすことは、現在大きな社会問題となっている医療費の削減にもつながります。何よりも、自分自身が元気で長生きしたいと思ったら、毎日の歯磨きと歯科医院で定期的に受ける口のケアは非常に大切です。

| | |
|---|---|
| **目次** | 迷ったときの<br>かかりつけ歯医者 広島❼ |

1 　　まえがき

4 　　イントロダクション
　　　**元気で長生きしたければ、歯のケアを！**
　　　広島大学病院 歯周診療科　栗原英見 科長・教授

17 　**頼れるかかりつけ歯医者 全70施設**

**パート①／1施設4ページで紹介**　※エリアごとの五十音順

18 　こじま矯正歯科（医療法人 基範会）
　　　小島 将督 院長／小島 紘子 副院長　　　　　　　広島市中区

22 　吉岡デンタルキュア
　　　吉岡 俊彦 院長　　　　　　　　　　　　　　　中区

26 　たに歯科クリニック（医療法人 慶愛会）
　　　谷 厳範 院長　　　　　　　　　　　　　　　　南区

30 　中西歯科医院（医療法人 あした会）
　　　中西 保二 院長／中西 茂 副院長　　　　　　　南区

34 　さとう歯科（医療法人社団　裕穂会）
　　　佐藤 美穂子 院長　　　　　　　　　　　　　　東広島市

38 　渡辺歯科医院
　　　渡辺 禎之 院長　　　　　　　　　　　　　　　福山市

**パート②／1施設2ページで紹介**　※エリアごとの五十音順

42 　石田歯科矯正歯科クリニック（医療法人社団）
　　　石田 秀幸 院長　　　　　　　　　　　　　　　広島市中区

44 　にしなか歯科クリニック
　　　西中 寿夫 院長　　　　　　　　　　　　　　　中区

46 　花岡矯正歯科クリニック
　　　花岡 宏 院長／花岡 宏一 副院長　　　　　　　中区

| | | |
|---|---|---|
| 48 | **本山歯科医院**（医療法人社団）<br>本山 智得 理事長 | 広島市中区 |
| 50 | **山田歯科医院**<br>山田 庸二 院長 | 中区 |
| 52 | **ひかりまち小児歯科・矯正歯科**<br>竹本 美保 院長 | 東区 |
| 54 | **うじな歯科医院**<br>伊藤 良明 院長 | 南区 |
| 56 | **おおつぼ歯科クリニック**（医療法人）<br>大坪 宏 院長 | 西区 |
| 58 | **きたがわ歯科クリニック**<br>北川 尚嗣 院長 | 安佐南区 |
| 60 | **こはだ歯科医院**（医療法人社団 双葉会）<br>小羽田 康博 院長／小羽田 敦正 副院長 | 安佐南区 |
| 62 | **竹下歯科医院**（医療法人社団 健美会）<br>竹下 哲 院長／竹下 亮 副院長／竹下 慶 副院長 | 安佐南区 |
| 64 | **土井ファミリー歯科医院**<br>土井 伸浩 院長 | 安佐南区 |
| 66 | **もりもと矯正歯科**（医療法人）<br>守本 優子 院長 | 安佐南区 |
| 68 | **松本歯科医院**（医療法人社団）<br>松本 浩一 院長 | 安佐北区 |
| 70 | **やまもと歯科医院**（医療法人社団）<br>山本 晃生 院長 | 安佐北区 |
| 72 | **あい歯科・こども矯正歯科クリニック**（医療法人 爽風会）<br>田中 宏尚 院長 | 佐伯区 |
| 74 | **アイリス歯科**（医療法人社団 En Fleurs）<br>橋本 和人 院長 | 安芸区 |
| 76 | **野村歯科医院**（医療法人社団 俊美会）<br>野村 俊夫 院長 | 安芸区 |
| 78 | **奥井歯科医院**（医療法人）<br>奥井 寛 院長／奥井 岳 副院長 | 廿日市市 |

## 目次 迷ったときの かかりつけ歯医者 広島 ❼

| | | |
|---|---|---|
| 80 | **くらた歯科医院**（医療法人社団 輝真会）<br>倉田 昌典 院長 | 安芸郡府中町 |
| 82 | **野村歯科医院**（医療法人社団 昌佳会）<br>野村 昌利 院長／野村 周平 歯科医師／中尾 裕子 歯科医師 | 安芸郡府中町 |
| 84 | **二神歯科医院**<br>二神 正文 院長 | 安芸郡海田町 |
| 86 | **山野歯科医院**（医療法人社団 皓歯会）<br>山野 亮介 理事長 | 安芸郡熊野町 |
| 88 | **亀本歯科クリニック**（医療法人 興祉会）<br>亀本 興紀 院長／亀本 興祐 副院長／髙島 有紀子 歯科医師／髙島 信彦 歯科医師 | 呉市 |
| 90 | **記念歯科**（医療法人社団）<br>栗原 孝幸 理事長／栗原 直士 副理事長／栗原 靖之 歯科医師 | 呉市 |
| 92 | **歯科医院スマイルライン**<br>宮田 秀政 院長 | 呉市 |
| 94 | **なないろ歯科クリニック**<br>佐々木 博昭 院長／佐々木 裕美 副院長 | 呉市 |
| 96 | **にいたにクリニック 歯科・小児歯科**（医療法人社団 仁井谷医院）<br>仁井谷 幸 歯科医師 | 呉市 |
| 98 | **ふかみスマイル歯科**<br>鶴井 弘毅 院長 | 呉市 |
| 100 | **やけやま歯科医院**<br>國原 崇洋 院長 | 呉市 |
| 102 | **川口歯科医院**<br>川口 健二 院長 | 東広島市 |
| 104 | **ささき歯科クリニック**（医療法人 なかま）<br>佐々木 正親 院長 | 東広島市 |
| 106 | **第二薮本歯科医院**<br>薮本 正文 院長 | 東広島市 |
| 108 | **日野歯科医院**<br>日野 泰志 院長 | 福山市 |
| 110 | **小西歯科小児歯科医院**（医療法人）<br>小西 昭弘 副院長／小西 有希子 小児歯科専門医 | 府中市 |

| | | |
|---|---|---|
| 112 | **佐藤歯科医院**<br>佐藤 雅和 院長 | 府中市 |
| 114 | **フジモト歯科（医療法人社団）**<br>藤本 俊介 院長 | 府中市 |

## パート③／1施設2ページで紹介　※エリアごとの五十音順

| | | |
|---|---|---|
| 116 | **つか矯正歯科**<br>柄 博治 院長 | 広島市中区 |
| 118 | **和田本デンタルオフィス**<br>和田本 昌良 院長 | 中区 |
| 120 | **小田歯科医院**<br>小田 正秀 院長 | 南区 |
| 122 | **小島歯科医院**<br>小島 登喜子 副院長 | 南区 |
| 124 | **久保歯科医院（医療法人 康慈会）**<br>久保 康治 院長 | 西区 |
| 126 | **stella dental clinic（ステラデンタルクリニック）**<br>豊田 育星 院長 | 西区 |
| 128 | **高橋歯科医院**<br>高橋 慶太 副院長 | 西区 |
| 130 | **はしかた歯科 小児歯科**<br>箸方 厚之 院長／箸方 美帆 副院長 | 西区 |
| 132 | **片山歯科医院**<br>片山 淳 院長 | 安佐南区 |
| 134 | **ゆうこう歯科（医療法人 ゆうこう）**<br>高橋 雄幸 院長 | 安佐南区 |
| 136 | **かしづき歯科クリニック**<br>河野 敦志 院長 | 佐伯区 |
| 138 | **渡辺歯科**<br>渡辺 文衛 院長 | 廿日市市 |
| 140 | **坪井歯科クリニック**<br>坪井 将洋 院長 | 大竹市 |

## 目次 迷ったときの かかりつけ歯医者 広島 ❼

| 142 | **長畑歯科医院**（医療法人社団 健口会）<br>長畑 光 院長 | 安芸郡海田町 |
| 144 | **なかむら歯科医院**<br>中村 謙一 院長 | 安芸郡坂町 |
| 146 | **清田歯科医院**<br>清田 晴夫 院長／清田 真理 副院長 | 呉市 |
| 148 | **いけだ歯科クリニック**<br>池田 将 院長／池田 英里 副院長 | 東広島市 |
| 150 | **藤田歯科医院**<br>藤田 光訓 院長 | 東広島市 |
| 152 | **フロンティア歯科クリニック**<br>倉田 洋史 院長 | 東広島市 |
| 154 | **薮本歯科クリニック**<br>薮本 修 院長 | 東広島市 |
| 156 | **おがた歯科**<br>小方 好一郎 院長 | 三原市 |
| 158 | **くりはら歯科医院**<br>栗原 幹直 院長 | 三原市 |
| 160 | **さいざき歯科**（医療法人 なかま）<br>佐々木 正親 理事長 | 三原市 |
| 162 | **下江歯科医院**<br>下江 正幸 院長 | 福山市 |
| 164 | **中山歯科医院**<br>中山 幸男 院長／木村 周子 副院長 | 福山市 |
| 166 | **まつやま歯科医院**<br>松山 繁樹 副院長 | 福山市 |
| 168 | **イズミ歯科医院**<br>和泉 昌義 院長 | 安芸高田市 |

## 171 歯科専門医たちが最新治療を解説 全12項目

### 172 全身の病気につながる歯周病
――予防や診断・治療などの最新動向

広島大学病院 歯周診療科
栗原 英見 科長・教授

### 178 歯科衛生士が教える健康な歯のためのケアと上手な歯医者の見つけ方

広島大学病院 診療支援部 歯科衛生部門
中岡 美由紀 部門長

### 184 ブリッジの最新治療
――長期的に維持できる無理のない設計を

広島大学病院 咬合・義歯診療科
安部倉 仁 外来医長・診療准教授

### 190 歯内療法(根管治療)で健康な歯を長持ちさせる

吉岡デンタルキュア
吉岡 俊彦 院長

### 196 審美歯科治療の最新動向――ホワイトニングとクラウン

広島大学病院 咬合・義歯診療科
安部倉 仁 外来医長・診療准教授
広島大学病院 歯科保存診療科
西藤 法子 助教

## 目次 迷ったときのかかりつけ歯医者 広島❼

**202　矯正歯科治療の重要性とは**
　　　——健康や発育に影響する歯並び
　　広島大学病院 口腔健康発育歯科・矯正歯科 歯学部副学部長
　　谷本 幸太郎 教授

**208　本当に知りたい！インプラントの話**
　　　——インプラント治療を安心して受けるために
　　広島大学病院 口腔顎顔面再建外科 診療科長 口腔インプラントセンター長
　　武知 正晃 准教授

**216　子どもの歯科の上手なかかり方**
　　広島大学病院 小児歯科
　　香西 克之 教授

**221　睡眠時無呼吸症候群の歯科的アプローチ**
　　松本歯科医院
　　松本 浩一 院長

**226　歯科と医科の連携による口腔ケアは全身疾患の予防に効果的**
　　広島大学病院 口腔総合診療科 連携口腔ケアサポートチーム副代表
　　西 裕美 診療講師

**232　歯医者さんの上手なかかり方**
　　広島大学病院 口腔総合診療科
　　河口 浩之 教授

**237　「広島歯科医療安全支援機構」**
　　　——院内感染や医療事故の防止に向けて
　　広島大学病院 歯周診療科
　　栗原 英見 科長・教授

※本書で紹介する歯科医院などの情報は、2019年2月現在のものです。

# 頼れる
# かかりつけ
# 歯医者

**全70施設**

広島市中区 矯正歯科

見た目の美しさはもちろん全身疾患予防まで役立つ最新矯正

# こじま矯正歯科

**得意分野**
矯正全般、舌側（裏側）矯正、予防治療、マウスピース矯正

小島 将督 院長　小島 紘子 副院長

🏠 広島市中区河原町2-13
☎ 082-293-5355

| | |
|---|---|
| 診療時間 | 10:00～13:00／14:30～18:30（土曜午前は9:30から、土曜午後は18:00まで） |
| 休診日 | 第3月曜、水曜、日曜（第3日曜は診療）、祝日 |
| 駐車場 | 2台（他、近隣パーキング※料金同院負担） |
| HP | あり |
| スタッフ | 歯科医師4人（うち非常勤1人）、歯科衛生士1人、歯科助手兼受付2人 |
| 主な機器 | 高圧蒸気滅菌器、デジタルX線、セファログラム、顎運動測定器、筋電図測定器、口腔内カメラ、ガス滅菌器、口腔外バキューム、EMSピエゾン |

## ●「見た目の改善」から「全身疾患の予防」まで

　同院は、県内で矯正歯科治療がまだ一般的ではなかった1976年に開院。小島敏嗣前院長（院長の父）が、日本歯科大学附属病院矯正歯科での勤務経験や米国留学での知識・技術を基に、広島で治療を開始した。2017年に前院長が亡くなり、将督院長が就任。2014年に副院長（院長の妻、矯正歯科学会認定医）が着任し、前院長時代からの呉麗華副院長とともに、主に3人体制で新たな手法も導入して治療を提供している。

　世代交代で新体制がスタートした同院は、「見た目の審美的改善」「噛みやすい歯」「歯を磨きやすい環境づくり」の、三つの大きな治療方針を掲げる。「最初は、見た目をきれいにすること

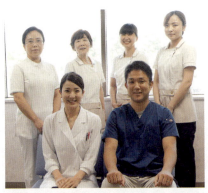
「患者さんの一生涯のサポートをさせていただきます」

を一番の主訴に来院される患者さんが多いですが、歯並びと噛み合わせを良くすることは、将来に向けて全身疾患（歯周病が引き起こす）の予防につながるのが、矯正治療の良さです」と院長は話す。

同院で矯正治療を行った患者は約4000人以上。蓄積してきたこれらの臨床データを最大限に生かして、エビデンス（科学的根拠）に基づいた、安心安全で効率良い治療を行っている。

## ●安心で審美性の高い最新の矯正治療を提供

新体制では、近年始まった新しい矯正装置を使用する治療などに対応。目立ちにくい透明なマウスピース型矯正装置や、リンガルブラケット矯正装置（患者ごとに合ったオーダーメイドの裏側矯正）を使った治療を提供している。

ただ、矯正治療に来院する多くの患者は、マルチブラケット装置（ワイヤーを使って歯を移動）の使用が基本。目立ちにくいホワイトブラケット（歯面の固定装置）を選ぶ人がほとんどだが、逆に、最近は治療をおしゃれ感覚で楽しむ学生なども増えている。欧米では、矯正治療は恥ずかしいものではなく、古くからステイタス（価値）として認識されているため、インスタ映え（写真をネットに投稿）を狙うのもおススメという。

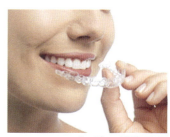
マウスピース型矯正装置

矯正用アンカースクリュー（顎骨にネジを埋めて歯を移動）を使った治療も提供しており、副院長はこの研究で博士号を取得。難しい症例でも治療の

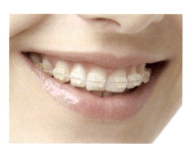
ホワイトブラケット

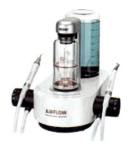
スウェーデンスタイルのクリーニング法「EMSピエゾン」

広島市中区

矯正歯科

選択肢が広がり、治療期間の短縮も望めるため好評だという。また院長は、矯正治療前後での構音（発音）の変化の研究で博士号を取得し。そのため、矯正治療後の発音の明瞭化なども考慮して治療を行っている。

## ●一生涯のメンテナンスを引き受けるために

同院は、明治末期より4代続く老舗医院。先代から掲げる治療理念は、「誠心誠意」「どれだけ真剣に自分のことを考えてくれたか。患者さんの関心はこれに尽きる」。信頼を得るコミュニケーションを重視し、アフターフォローまでしっかり行い、一生涯を通じてメンテナンスを引き受けることをめざしている。

衛生管理面では、スウェーデンスタイルの歯のクリーニング（PMTC）を実施。最新機器のEMSピエゾンを使って、治療前後や治療中のPMTCを行う。この機器は、負担の少ない低侵襲なクリーニングが可能で、プラーク（歯垢）だけでなくブラケット間の色素沈着まで、安全で快適な除去が可能。歯周病管理や補てつ、インプラントのメンテナンスにも優れ、徹底的な口腔衛生指導と、専門的なクリーニングを行うことで、口腔と全身のより良い健康を実現。矯正治療の患者だけでなく、予防歯科や定期的メンテナンスとして使うこともできる。

また、院長と副院長は、担当のラジオ番組（偶数月の木曜）を持ち、歯に関する知識を、楽しく分かりやすく紹介する啓もう活動も行っている。

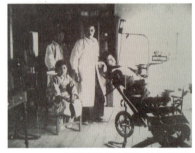

開院当時の診療室（大正時代）

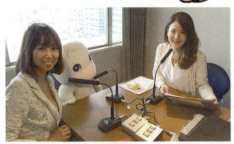

「こじま矯正歯科の美しい歯並び講座」
（広島スマイルパフェ、毎週木曜13：45～50放送中）
／楽しく分かりやすい説明が好評（副院長、右側）

## 小島 将督 院長
（こじま・しょうとく）

### PROFILE

| 経　歴 | 1980年広島市生まれ。広陵高校卒業。奥羽大学歯学部卒業。広島大学病院歯科研修医。安佐市民病院歯科研修医を経て、広島大学大学院（矯正歯科）博士課程修了。坪井歯科クリニック、香坂歯科勤務。歯学博士。 |
|---|---|
| 資　格・所属学会 | 日本矯正歯科学会。中四国矯正歯科学会。日本顎変形症学会。日本口蓋裂学会。日本歯周病学会。厚生労働省指定自立支援医療機関（育成医療・更生医療）。顎口腔機能診断施設。歯科矯正診断施設。 |
| 趣　味 | 人（老若男女）とコミュニケーションを取ること、買い物（ファッション、アンティーク）、芸術鑑賞、スポーツ観戦 |
| モットー | 「人間万事塞翁が馬」 |

### ●院長からのメッセージ

　一生に一度の大事な矯正治療は、一度始めると、長いお付き合いになります。一生を通じて患者さんに寄り添える医院をめざしています。患者さんが笑顔で楽しく、健康で実り豊かな人生を送れるよう、お手伝いさせていただきます。

## 小島 紘子 副院長
（こじま・ひろこ）

### PROFILE

| 経　歴 | 沖縄県生まれ。昭和薬科大学附属高等学校卒業、長崎大学歯学部卒業。広島大学大学院（矯正歯科）博士課程修了。広島大学病院、こばやし矯正歯科勤務を経て、2014年同院着任。歯学博士。 |
|---|---|
| 資　格・所属学会 | 日本矯正歯科学会認定医。中四国矯正歯科学会。日本顎変形症学会。 |
| 趣　味 | 買い物、ゴルフ、スポーツ観戦 |
| モットー | 笑顔は笑顔を生む |

### ●副院長からのメッセージ

　矯正治療で来られる患者さんやご家族の一人ひとりが、納得して安心して治療できるよう、そして、皆さまが笑顔になっていただけるような時間と場所を提供していきたいと思っています。

広島市中区

広島市中区 / 一般歯科

中四国唯一の歯内療法（根管治療）専門歯科医院

# 吉岡デンタルキュア

**得意分野**
歯内療法（根管治療）

## 吉岡 俊彦 院長

広島市中区大手町1-8-17
木定ビル3F
082-207-0003

- 診療時間：10:00～13:00／15:00～19:00
- 休診日：水曜（祝日のある週は診療）、日曜、祝日
- 駐車場：なし
- HP：あり
- スタッフ：歯科医師1人、受付兼歯科助手1人
- 主な機器：マイクロスコープ、デジタルX線、口腔内カメラ、高圧蒸気滅菌器、ルートZX（根管長測定器）

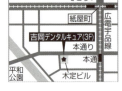

## ●県内外各地のかかりつけ歯科医が頼りにする歯内療法専門医

「可能な限り歯を抜かずに残すことを第一に、根管治療で困っている患者の手助けをする」というモットーのもと、診療を行っている。

歯内療法・根管治療（以下、歯内療法）専門の歯科医院は全国的にみても数少なく、中四国地方では同院のみ。2013年の開院から5年で、約800人の患者の診療を行い、県内全域を中心に山口、岡山、島根、鳥取、愛媛などから来院。広域から来る患者の交通の便に配慮し、2016年に現在地に移転。かかりつけの歯科医師からの紹介は約8割に上り、「歯内療法を行っているが改善しない」「難易度が高いと診断した」「患者が高水準な治療を希望している」などの理由で紹介される

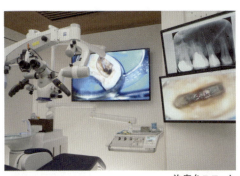

治療台ユニット

ことが多いという。

　「患者さんには、口腔内の状態を正しく伝えることが大切だと考えています。時には、歯の神経を取り除くこともあります」と吉岡院長は話す。歯髄（歯の神経）には生きた状態と死んだ状態とがあるが、死んだ状態の歯髄は取り除かないと細菌が広がり、周りの骨や歯にも影響を与えてしまうからである。

## ●マイクロスコープを使った詳細な診断・説明から治療へ

　患者一人ひとりに対して、時間を十分にかけた検査・診断・説明・治療を心がけており、マイクロスコープ（肉眼の20倍程度の拡大率）を使った詳細な検査や治療を行う。マイクロスコープで記録した治療の様子や内容を患者に説明する場合は治療台の前の大きなモニターで確認してもらう。院長は他の患者と並行して診療することはないため、プライバシーが守られ、分からないことを即座に聞きやすい環境が整っている。

　歯内療法は、以下の4つに大きく分かれる。①歯の中の神経（歯髄）を取らずに残すための治療（歯髄保存）、②残すことが困難な歯髄を取り除く治療（抜髄）、③細菌感染を起こして壊死した歯髄を取り除く治療（感染根管

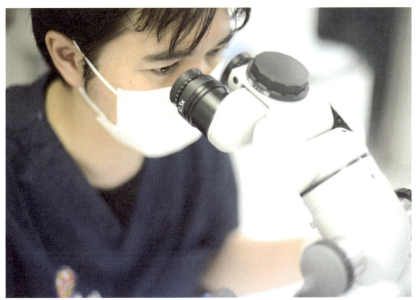

マイクロスコープで正確に診断を行っている

治療)、④以前に根管治療を行った歯が、細菌感染を起こした際の再治療(再根管治療)。

　いずれの場合も、正確な検査・診断・治療で再発を防ぐ。根管の本数や形態は患者ごとに異なり、前歯や奥歯など歯の位置でも難易度は異なる。専門医の行う歯内療法は保険外診療で、料金は前歯で1本7万、奥歯の大臼歯で12万程度(初診料・再診料は別途、2018年11月現在)。

## ●「歯を残す治療」で患者を支えたい

　診断や治療を行う前の説明や相談を丁寧に行っており、初診時には問診でこれまでの治療や症状の経過を十分に確認。その後、口腔内検査やレントゲン検査で現在の歯や歯槽骨(しそうこつ)の状態を正確に把握し、場合によっては歯科用コーンビームCTで3次元的に歯や骨の状態を確認する。そして、それらの診断をもとに治療方針を作成し、診断の結果と治療法のメリットやデメリットを分かりやすく説明して、患者に治療法を選択してもらう。

　同院が治療で採用している「ラバーダム防湿」は、治療する歯をゴムのシートを使って隔離する方法。治療中の歯に唾液(だえき)(細菌)が入るのを防ぎ、洗浄液を安全に使うことができ、器具の誤飲や誤嚥(ごえん)が防げる。国内や欧米の歯内療法学会ではラバーダムの使用が義務付けられているが、専門歯科医院以外での使用は少ない。

　院長は、保存治療(歯を残す治療)の中でも歯内療法を専門に研さんを積み、診療・研究・教育に携わってきた。現在では、歯科医師向けの歯内療法セミナーや学会の講演などで全国を巡っており、2018年に日本歯内療法学会のテーブルクリニックで大会会長賞を受賞した。

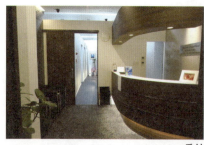
受付

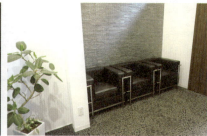
待合スペース

# 吉岡 俊彦 院長
（よしおか・としひこ）

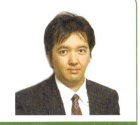

## PROFILE

| | |
|---|---|
| 経　　歴 | 1981年広島市生まれ。2007年東京医科歯科大学歯学部卒業。2008年広島大学病院歯科研修医修了。2012年東京医科歯科大学大学院歯髄生物学分野修了。同大学歯学部付属病院医員などを経て、2016年同院開院。歯学博士。東京医科歯科大学大学院歯髄生物学分野非常勤講師。 |
| 資　格・所属学会 | 日本歯科保存学会。日本歯内療法学会（専門医・代議員・ガイドライン策定委員会）。西日本歯内療法学会（理事）。日本臨床歯周病学会。歯内療法症例検討会。 |
| 趣　味・家　　族 | スポーツ観戦（野球・サッカー・バスケットボール）<br>妻と子ども3人 |
| モットー | 吾唯足知（われただたるをしる） |

### ●院長の横顔

　父が歯科医師で、幼少時より父の背中を見て育ってきたため「歯科医師になることは自然なことだったと思います」と話す。全く記憶にはないというが、小学校の卒業文集を読み返すと「将来の夢は歯科医師」と書いてあった。

　研修医の際に、最も分からず難しかったのが根管治療だったという。「なぜ治らないのか」「どうするのが正しいのか」など教科書的な知識ではどうにもならないことが多く、これが歯内療法の科へ入局を決めた理由。「弱点の克服のために入局した根管治療が、現在では専門になっていることが不思議です」と話す。

### ●院長からのメッセージ

　根管治療を受ける際には、かかりつけの先生にご自身の歯について難易度を聞いていただき、難易度が高いようでしたら専門医受診の希望を伝えてください。

　根管治療が長引く場合や再発を繰り返す場合には、細菌感染が隠れている可能性が高いです。歯科用CTやラバーダム、マイクロスコープを使って診断・治療が行える歯科医院での処置をお勧めします。根管治療の質は歯の寿命を大きく変えますので、質の高い根管治療を受けられる医院をお探しください。

広島市南区
一般歯科・歯科口腔外科

患者側の選択肢を増やす独自の治療法を追求

# たに歯科クリニック

**得意分野**
インプラント、歯周病、審美歯科、噛み合わせ

## 谷 厳範 院長

広島市南区宇品御幸3-2-6-1 F
082-250-2922

| | | |
|---|---|---|
| 診療時間 | 9:00〜12:30／14:00〜19:00（土曜午後は18:00まで） | |
| 休診日 | 水曜（祝日がある週は診療）、日曜、祝日 | |
| 駐車場 | 3台 | |
| HP | あり | |
| スタッフ | 歯科医師1人、歯科衛生士2人、歯科助手2人 | |
| 主な機器 | デジタルX線、歯科用CT、超音波外科処置機器、炭酸ガスレーザー、高圧蒸気滅菌器、ガス滅菌器、口腔内カメラ | |

### ●独自の治療法に医療従事者から高齢者まで幅広く信頼

　同院は自由診療を中心としている。他科の医師など、院長の高い技術力を口コミで聞いた医療従事者も多く来院しており、口腔内に問題を抱える高齢者からも高い信頼を得ている。患者一人当たりの診療時間は、診療内容により30分〜2時間とさまざま。治療を進める際には、患者の心身の負担軽減に努めている。
　「既成概念にとらわれず、積極的に先進的な治療法を選択する」という診

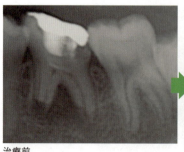
治療前

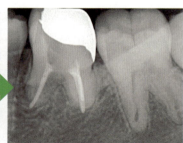
根は短いまま治癒して抜歯を回避

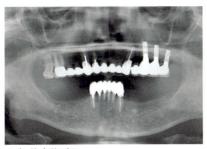
87歳、治療後9年

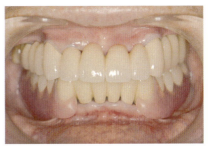
健康寿命の延伸に貢献

広島市南区

療方針のもと、標準治療から試行錯誤を経て谷院長が独自に考案した治療も多く提供している。インプラント治療をはじめ、歯周病治療・根管治療・矯正治療・審美歯科・精密な入れ歯の作製・噛み合わせなど、多岐にわたる。

## ●体にやさしい負担の少ない治療を心がける

 同院は開院後12年ほどだが、現在、インプラント治療の成功率は100％で、難症例が多い中、インプラント体の脱落はこれまでゼロという実績を誇る。それでも、「インプラント治療はあくまで最終手段です」と院長は話す。一般的な治療と異なる方法を数多く提供し、通常であれば抜歯されるような場合でも残された選択肢から考え抜く。
 「歯はいったん抜いてしまうと、二度と生えてきません。歯を抜くことは、良心が痛むことです。この感性を常に意識すれば、歯を残す技術を全力で磨くことは当然です。スタッフも、同じ姿勢で日々取り組んでいます」
 患者とのコミュニケーションの際に治療などの希望を聞くことはもちろんだが、良い治療をして結果を出し、患者の信頼を得ていくことが最大の意思

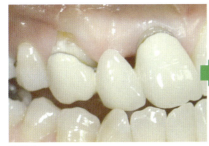
治療前

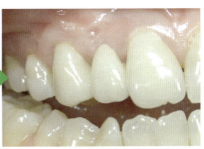
審美性・清掃性を回復（結合組織移植術）

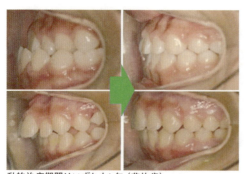

動的治療期間はいずれも1年（非抜歯）

疎通になると考える。体への負担軽減も、患者の気持ちに立って考慮している。「低侵襲（体への負担が少ない）で最大限の結果を！」の合言葉のもと、体にやさしい超音波外科処置機器や炭酸ガスレーザーなどを採用し、負担の少ない治療を心がける。

## ●低侵襲で最大限の結果を提供するために

「入れ歯が動いて、痛くてうまく食べられない」と訴える患者に好評なのが、入れ歯を2～4本のインプラントで固定して動かなくする方法。「パチッ」と入れ歯が止まることで外れにくくなり、歯ぐきの痛みもなくなって、噛む力がアップ。食事のスピードが上がり、患者の心身の健康を保つ一助となっている。

同院が得意とする術式に、上顎の非常に薄くなった骨にインプラント体を植立するものがある。厚さ0.5～1mmの骨であっても上顎洞粘膜だけを持ち上げてインプラント体を固定し、患者自身の血液をもとに骨の厚みを増大させる。これぞ、「低侵襲で最大限の結果」をもたらす治療法である。

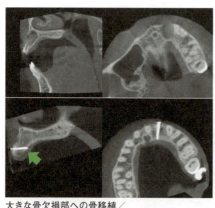

大きな骨欠損部への骨移植／
口蓋側1.5mmの骨にスクリューを固定

矯正治療など、ほかの治療においても独自の治療法を多く提供していることについて、「一般的な施術をしながら、全国で開催されるセミナーや医学書、医科と全く関連のない分野の記事などからヒントを得て、アレンジしていくうちに気付いたら、ほかではどこもやっていない施術になっていることがあります」とのこと。日々医療は進化しているのである。

# 谷 厳範 院長
（たに・いつのり）

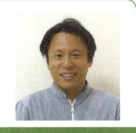

広島市南区

## PROFILE

| | |
|---|---|
| 経　　歴 | 1973年広島市生まれ。修道高校卒。大阪大学歯学部卒業後、開業医勤務を経て、2007年同院開院。「低侵襲で最大限の結果を！　歯科医師は職人であり、理屈よりも結果を！」と考え、患者の心身にやさしく、歯を残すことを諦めない先進的治療の提供をめざす。 |
| 趣　　味 | 家族との旅行 |
| モットー | 「過去はどうでもいい、今が大事なんだ！」(院長の師匠の言葉) |

### ●院長の横顔
　親は歯科医とは関係がなかったが、進路選択時に「大阪大学歯学部」という響きに憧れて入学。「自動的にいい歯医者になれるだろう」という甘い考えは、入学後しばらくして打ち砕かれ、ショックを受けたという。
　その後、さまざまなことを学んでいくうちに臨床の奥深さにのめり込んでいった。

### ●院長からのメッセージ
　インプラント治療は最終手段です。自分の歯に勝るものはありません。歯周病の治療や部分的な矯正などにより、可能な限り自分の歯を残す治療を選択しましょう。
　大がかりな治療が終了したら、その状態をいかに維持するかが重要です。私たちと一緒にメンテナンスを頑張りましょう！

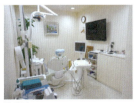
診療室

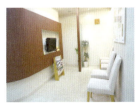
待合室

広島市南区

一般歯科・歯科口腔外科・小児歯科

充実の院内感染対策と安心の治療で患者の健康を支える

## 中西歯科医院

**得意分野**
予防歯科、歯周病、義歯（総入れ歯、部分入れ歯）

中西 保二 院長　中西 茂 副院長

広島市南区比治山本町 16-35
広島産業文化センター 12F
082-251-6480（ニッコリ ムシバゼロ）

| | | |
|---|---|---|
| 診療時間 | 9:15 ～ 13:00 ／ 14:30 ～ 18:00（金曜午後は 15:00 から） | |
| 休診日 | 日曜、祝日 | |
| 駐車場 | 地下駐車場（無料） | |
| HP | あり | |
| スタッフ | 歯科医師２人、歯科衛生士６人、歯科技工士２人、歯科助手１人、受付２人 | |
| 主な機器 | 高圧蒸気滅菌器３台、WD（ウォッシャーディスインフェクター）、マイクロスコープ、CT、口腔内カメラ、CAD-CAM、口腔外バキューム、真毛細血管測定器、位相差顕微鏡、血管年齢測定器、体組成器、唾液検査器 | |

### ●一歩先を行く院内感染対策で徹底した衛生管理

歯科医師・歯科衛生士・歯科技工士が一つのチームを作って丁寧・迅速に治療を進めており、むし歯・歯周病治療・入れ歯作りをメインに、予防歯科を３割程度行っている。

特に、衛生面における院内感染対策に力を入れており、清潔で安心できる医療環境づくりに余念がない。日本医療機器学会認定「第二種滅菌技士」の資格を持つ歯科衛生士が、高性能な機器でしっかり管理を行う。

歯科治療に使用した器具には、血液（だえき）や唾液などの有機物（タン

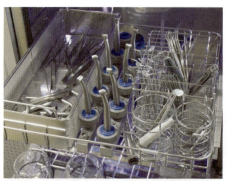
WD（ウォッシャーディスインフェクター）／感染対策で有用

パク質）が付着しており、それらが付着したまま滅菌すると確実な滅菌が行われないため、タンパク質分解酵素洗浄剤を使う洗浄消毒器（WD／P30、下写真）で洗浄・消毒・乾燥を行った後、滅菌バッグで個別に包装する。そして、使用する器具の形状に合わせて高圧蒸気滅菌器（クラスB・S・N）を使い分け、確実な滅菌を実現している。

ほかにも、ハンドピース専用の注油洗浄器や小器具用超音波洗浄器などを導入し、他院より一歩先を行く衛生環境を実現。感染対策の知識や技術は院内スタッフ全員で共有化を徹底し、常に清潔で安全な環境の提供に努めている。

### ●「より楽に、より早く、より正確に」

治療方針は、「より楽に、より早く、より正確に」。体全体に配慮した診療を心がけ、「入れ歯は人工臓器」と捉えてより良い入れ歯作りに心血を注いできた保二院長と、むし歯や歯周病などの治療を得意とする茂副院長の2人体制で診療を行っている。

入れ歯は、20年以上勤務の熟練した歯科技工士が迅速・丁寧に製作している。破損や人工歯脱離は即日修理を行っており、全く歯のない状態で帰宅することがないため、患者に大変喜ばれている。また、コンピューターで当日に補てつ物が作成可能なCAD-CAMシステムも取り入れ、さらなる時短化を

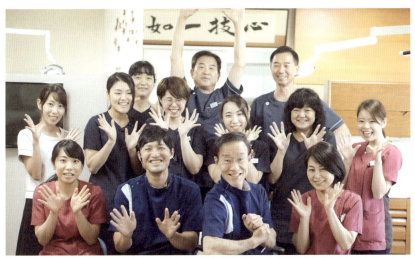

「明るい笑顔で患者さんをお迎えしています」

図っている。歯科衛生士による担当制のPMTC（歯の定期的クリーニング）は、「急がない、傷つけない、痛くない」がモットー。歯石や歯垢を超音波スケーラーで取り除き、取り残しも念入りにチェックしているため患者から好評である。

## ●歯科治療だけでなく食育指導で患者を支える

具体的な治療では、「メタルフリー（金属不使用）」を方針に掲げ、再治療の必要がないよう使用する材料にもこだわっている。むし歯治療では、フッ素を自然に取り込んで放出するためむし歯になりにくい、プラスチックの詰め物を採用（保険診療）。CTやレントゲン、口腔内カメラを用いた診断を重視し、メンテナンスのしやすい口腔環境づくりに努めている。

また、超健康的な生活のための食育指導にも尽力している。歯科医師法には、「歯科医療や保健指導を掌る」という定めがあり、「保健指導は歯科医師の業務」と院長は認識。酸化還元度（唾液検査）や血管年齢検査、骨格筋量や体脂肪量を測定する器具を用意し、常に体全体の健康に配慮。また、必要に応じて他科病院(同階の医療フロア)と連携を取り、治療の質を高めている。

院長は、前述の通り「入れ歯は人工臓器」という考えを念頭に置いており、「口は、咀嚼・話す・呼吸などの重要な役割があり、生命と健康を維持する源です。特に、食べ物の咀嚼は血液を脳に送る第2の心臓の役割を持ち、噛める入れ歯はとても大切です」と話す。そして、患者とのコミュニケーションを大切にした治療を提供するため、院長が医院独自の健康冊子や医療フロアで作成する季刊誌に執筆しており、大変話題になっている。

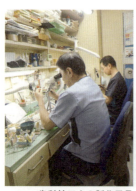
歯科技工士の製作風景

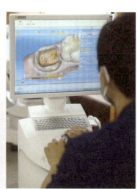
CAD-CAM操作の様子

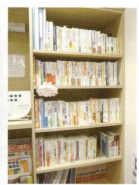
院内の医療本コーナー

## 中西 保二 院長
（なかにし・やすじ）

### PROFILE

| | |
|---|---|
| 経　　歴 | 1948年広島市生まれ。1973年愛知学院大学歯学部卒業。ア歯科広島東グループ小松診療所勤務後、1980年南区皆実町に同院開院。1990年同地移転。 |
| 資　格・所属学会 | 歯科医師臨床研修指導医。国際歯周内科学会研究会。歯の寿命をのばす会。 |
| 趣　　味 | 剣道（広島大学医歯薬学部剣道部師範、江波養心館館長、保仁館館長）、筋トレ、釣り |
| モットー | ただ今日成すべきことを熱心になせ。 心技一如、直心是道場。 |

### ●院長の横顔

　小学4年のときに、歯科医師の父が突然3人の子を残して亡くなった。母は苦労の連続で、自分の歯を構うこともできず総入れ歯に。母の歯に対する苦心を見て「歯を失う患者さんを少しでもなくそう」と思い、歯科医師になることを決意。
　同院を開院して間もなく痔瘻で、その後も30歳代で左足、50歳代で右足のアキレス腱を切って、それぞれ3週間程度の入院の経験がある。「突然の病気は大変ですが、自身を省みる生活の赤信号のサイン！　元気が一番、病気をして初めて患者さんの気持ちが分かります」。貴重な経験をしたと捉えている。

### ●院長からのメッセージ

　保健指導は歯科医師の業務であると考えています。生きる力を支える歯科医療の一つとして「食育」は大変重要です。主な病気の根本療法である「栄養・運動・休養・禁煙・節酒・歯の健康」の6大要因の管理をしっかり行えば、腸内環境や微小循環が改善し、がんや糖尿病などの疾患を予防することもできます。
　歯科医を、病気にかかる前の「門番」として考えてみてください。当院では、血管年齢や動脈硬化、骨格筋量、体脂肪量などを測る器具も用意しています。患者さんの今の健康状態をチェックし、適切なアドバイスもいたします。

## 中西 茂 副院長
（なかにし・しげる）

### PROFILE

| | |
|---|---|
| 経　　歴 | 1984年広島市生まれ。2008年北海道医療大学卒業、同大学研修後、開業医（大阪府）勤務、医療法人甦歯会もりかわ歯科志紀診療所院長を経て、2017年より現職。 |
| 資　格・所属学会 | 歯科医師臨床研修指導医。日本口腔インプラント学会。アンチエイジング学会。PLOSの会。歯の寿命をのばす会。 |

広島市南区

東広島市八本松南 一般歯科・歯科口腔外科・小児歯科

「ホームデンティスト」として暮らしのサポートに尽力

## さとう歯科

**得意分野**
歯周病、小児育成、顎関節症、インプラント、義歯

**佐藤 美穂子** 院長

東広島市八本松南 2-2-8
082-428-5505

- 診療時間：9:30～12:30／14:30～18:30
  （土曜午後は 17:00 まで）
- 休診日：木曜、日曜、祝日
- 駐車場：10 台
- HP：あり
- スタッフ：歯科医師3人、歯科衛生士3人、歯科助手2人、受付2人、技工士1人、顧問歯科医師1人
- 主な機器：デジタルX線、CT、レーザー（Er. YAGレーザー）、コンピューターモニター（CCDカメラ）、口臭測定器（オーラルクロマ）、口腔外科治療器（心電図・血圧等モニター器）、簡易無呼吸測定器、口腔機能測定器

### ●地域の「ホームデンティスト」をめざす

　佐藤院長がめざすのは、「地域のホームデンティスト」。「噛むことの大切さに重点を置き、患者との対話を重視。明るい雰囲気の中で無痛治療に努める」との治療方針のもと、歯科治療だけでなく、地域患者の健康を支えるため、全身疾患との関連を見据えた診療に尽力している。

　また、全身疾患の幅広い知識を取得するため、日々研さんを重ねて多くの資格を取得し、治療に有用な最新設備の導入も怠らない。また、予防を最大の治療と考え、「メンテナンス歯科」をめざして、

受付スタッフ

スタッフ一同励んでいる。患者は八本松地域が7割と、地域密着のかかりつけ歯医者で、院長は学校歯科保健や公衆衛生活動などにも取り組んでいる。

## ●他科の人脈と最新機器を生かした安心の治療を行う

院長は、内科や耳鼻咽喉科など他科との連携も大切にしており、患者を紹介するほか、他分野の知識に基づく助言も可能だ。全身疾患を持つ患者にも、安心して来院してもらえるよう配慮している。

例えば、睡眠時無呼吸症候群では夜間の無呼吸を測定できる器具を貸し出し、無呼吸の疑いがある患者は内科に紹介。内科からの患者には、専用のマウスピースの制作から管理まで行う。また、歯周病治療にレーザーを用いるのも同院の大きな特徴。さらに、心電図や血圧などのモニターも備えている。

診療室は車椅子対応で、介護支援専門員の資格を持つ院長は、患者の希望に応じて訪問診療も行っている。

## ●4人の専門医師による幅広い診療に定評

同院では、4人の歯科医師がそれぞれの専門知識を生かして治療にあたる。疾患内容は、むし歯・歯周病・義歯・顎関節症の順に多いという。

むし歯治療では、なるべく神経を取らないよう丁寧な治療を提供。義歯では、目立たず、壊れにくく、残っている歯への負担も少ないという保険外の金属床義歯治療も行っている。顎関節症は、専門医の診断後に投薬や噛み合わせ治療などを行う。このほか、希望者にはホワイトニングも行い、特殊光を使えば約1時間で可能。口臭や禁煙の悩みにも対応している。

子どもの診療の際のやさしい配慮も好評で、まさに地域のかかりつけ医として、日々診療に励んでいる。

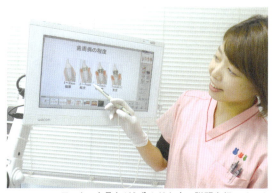

モニターを見ながら分かりやすい説明を行っている

東広島市八本松南 一般歯科・歯科口腔外科・小児歯科

# 佐藤 美穂子 院長
（さとう・みほこ）

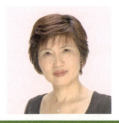

## PROFILE

| 経　　歴 | 東広島市八本松町生まれ。1976年広島女学院高等学校卒業。1982年福岡歯科大学卒業、広島大学歯学部歯科補綴学第一講座を経て、広島鉄道病院勤務。1986年同院開院。2006年から広島大学歯学部非常勤講師。 |
|---|---|
| 資　格・所属学会 | 日本抗加齢医学会専門医。日本顎咬合学会かみ合わせ認定医。インプラント学会専門医。日本歯科放射線学会準認定医。国際歯科学士会（ICD）会員。ヘルスケアプランナー。介護支援専門員。禁煙支援指導歯科医。 |
| 趣　　味 | ゴルフ、旅行 |
| モットー | 歯力で美しい時間。楽しい暮らしが人生力 |

### ●院長の横顔

　高校2年のときに、前歯がしみたことから歯科医院を受診。1回目に神経を取り、2回目に2本抜歯処置を受け、入れ歯を装着された。待ち時間の長さや、処置に対する診断・治療方針の説明不足に大きな疑問を抱いた。親類に歯科医師がいなかったため、「口腔の問題を自分で解決したい」と思い、歯科医師に。

　患者に寄り添い、治療法を選択できるよう、十分な口腔状態や検査結果の説明を行うことで、「患者にとってオンリーワンの歯科医師になりたい」と大学入学の頃より思い続けている。

### ●院長からのメッセージ

　皆さんにはおいしく食事し、いつまでも若く素敵な笑顔で楽しく会話してほしいです。お口の健康を保つことが豊かな人生につながります。そのためには、口の中の全ての器官が協調して働くことが重要です。

　噛み合わせは全身のバランスに大きく関係しています。信頼して話し合えるかかりつけ歯科医を持ち、定期的に適切な検査を受け、疾病（むし歯・歯周病・顎関節症など）の予防をされることをお勧めします。

## 児玉 健治 副院長
（こだま・けんじ）【口腔機能低下症 担当】

### PROFILE
経　歴　広島大学歯学部卒業。開業医勤務を経て、2011年から現職。日本老年歯科医学会。BLSヘルスケアプロバイダー（一次救命処置）資格。

### ●副院長からのメッセージ
年をとると口が乾いたり、噛めない食品が出てきたりして、お口の機能が低下し、全身のフレイル（虚弱）に陥ります。そこから要介護へと進まないようにサポートします。

---

## 山田 由美子 歯科医師
（やまだ・ゆみこ）【小児歯科 担当】

### PROFILE
経　歴　ノートルダム清心高校、昭和大学歯学部卒業。マツダ病院歯科口腔外科でレントゲン・内視鏡を用いた摂食嚥下検査を習得。開業医では小児歯科を担当。2018年より現職。院長次女。国際補綴歯科学会会員など。

### ●医師からのメッセージ
お子さんにとっての歯科治療は未知のことであり、恐怖心を考慮し、さまざまな工夫を行っています。むし歯を防ぐだけでなく、歯並びや「食べる・話す・呼吸」などの、お口全体の正常な成長もサポートしています。

---

## 佐藤 裕二 顧問歯科医師（昭和大学歯学部教授）
（さとう・ゆうじ）【インプラント・顎関節症 担当】

### PROFILE
経　歴　広島大学助教授を経て、昭和大学（東京医系総合大学）歯学部教授。日本老年歯科医学会理事長・専門医・指導医。日本補綴歯科学会専門医・指導医。日本口腔インプラント学会専門医・指導医。日本顎関節学会専門医・指導医。

### ●医師からのメッセージ
月に数日、多くの専門知識を生かし、難症例を担当・指導しています。特にインプラント・顎関節症・骨吸収が著しい入れ歯などが得意です。全身のバランスを保つ噛み合わせを提供しています。

東広島市八本松南

福山市沼隈町

一般歯科・歯科口腔外科・矯正歯科

## 心和む空間で精度の高い包括的歯科医療を提供

# 渡辺歯科医院

**得意分野**
歯周病、インプラント、口腔外科、補てつ治療、審美歯科、口臭治療

**渡辺 禎之** 院長

🏠 福山市沼隈町草深1870-6
☎ 084-987-3888

- 診療時間：8:30～12:30／14:00～18:00
- 休 診 日：木曜午後、土曜午後（手術に対応）、日曜、祝日
- 駐 車 場：13台
- Ｈ　　Ｐ：あり
- スタッフ：歯科医師4人（常勤2人、非常勤2人）、歯科衛生士9人、歯科技工士2人、受付1人
- 主な機器：マイクロスコープ（顕微鏡）、歯科用CT、パノラマX線、位相差顕微鏡（口の中の細菌の確認）、歯科用レーザー、オーラルクロマ（口臭測定）

### ●現代の繊細なニーズに最新機器などで対応

歯科医院には「歯が痛い」「噛めない」「前歯が見苦しくて笑えない」など、さまざまな悩みを訴える患者が訪れるが、最近では「口臭が気になる」「歯を白くしたい」などの対人関係を意識した患者も増加している。同院ではこれらの繊細なニーズに応えるため、細やかな検査や世界トップクラスの治療機器を整えた施術を行っている。また、高齢者や身障者が来院しやすいよう医院の入口にスロープを設置し、要望があれば在宅診療にも対応している。

一度治療したむし歯もそれが作り出された環境に戻れば、良好な状態を長く維持することは難しく、歯周炎についても治療後にメンテナンスをせずに放置すると、予後不良になることが多い。「患

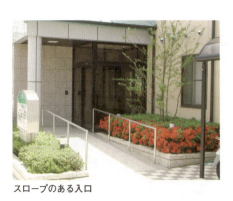

スロープのある入口

福山市沼隈町

者さんには、長く健康を維持するために『食べたら磨く』を励行し、自愛の心を養っていただきたいと願いながら日々診療しています」。診療室は完全個室で、恐怖感が和らぐよう日本庭園を展望できるように設計。全面ガラス張りの各個室からは四季折々の美しい庭が望め、患者の心身を癒してくれる。

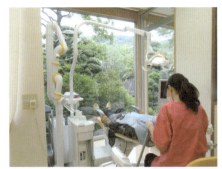
衛生士による診療風景

## ●包括的歯科医療で患者を支える

1本の歯だけでなく口腔内全体を把握して治療を行う、「包括的歯科医療」をコンセプトに、精度の高い医療を提供している。歯科に通い続けたにも関わらず、さらに悪化して咬合崩壊・咀嚼障害・審美障害になった患者や、歯科恐怖症でなかなか来院できなかった患者が多数訪れている。

「通常の治療で満足のいく結果が得られない場合、歯周治療・矯正治療・歯内療法・口腔外科・インプラント・補てつ・咬合治療・歯科麻酔などをうまく組み合わせて、恐怖心をコントロールしながら口腔の状態と機能を回復させることが肝心です。包括的歯科医療を行うには、これらが一つ欠けても成功とはいえません」。また、「いくら良い治療を組み合わせても、何年もかかっていては意味がない」と、1回の治療時間を十分に確保し、短期間での集中的な治療を心がけている。

同院にはインプラント専門歯科衛生士

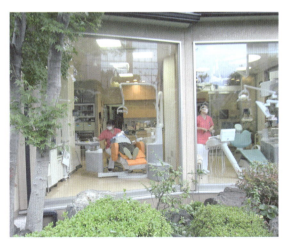
庭を望む全面ガラス張りの個室

（7人）と歯科技工士（2人）が在籍し、1日で全顎の暫間修復（プラスチック製の仮歯を使った審美的処置）を行って、審美と機能を回復することが可能。「口腔の処置は外科処置ですので、清潔な環境の保持は必須です。観血的（出血を伴う）処置については当然のことですが、医科の手術と同様に、術者・アシスト・外回りの最低3人体制で臨み、清潔を維持しています」。昨今、脚光を浴びている、歯周組織再生療法にも早くから取り組んでいる。

## ●苦痛の少ない精度の高い治療に定評

「他院で治療したがすっきりしない」「インプラントの調子が悪い」などの予後不良の不安を抱える患者には、通常の施術では良好な結果を得られない場合もある。同院ではインプラントリカバリーを含め、静脈内鎮静やマイクロサージェリー（顕微鏡）などを取り入れて、苦痛の少ない精度の高い治療を実施。噛み合わせの異常が原因で顎関節や筋肉の調子が悪い場合には、スプリントで筋肉の緊張を緩和し、適正な関節の位置を割り出した後、矯正治療・インプラント・全顎補てつなどをうまく組み合わせた包括的な治療を行う。

治療後のメンテナンスは、健康な状態を維持するために必要不可欠。日常のブラッシングの不備は歯科衛生士がきれいにできるが、特に重要なのが咬合の点検である。関節の位置は微妙に変化するため、定期的に噛み合わせの観察を行い（必要なら咬合調整）、関節の回転中心と噛みしめる位置を一致させるよう調整している。

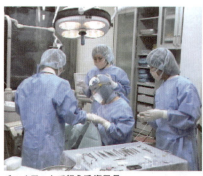
チームワークで行う手術風景

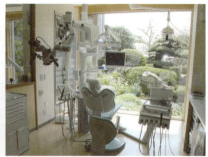
世界最先端の顕微鏡「マイクロサージェリー」を備える手術室

# 渡辺 禎之 院長
（わたなべ・よしゆき）

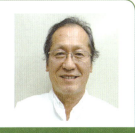

## PROFILE

| | |
|---|---|
| 経　　歴 | 1952年沼隈郡沼隈町（現福山市沼隈町）生まれ。1977年九州歯科大学卒業。広島大学歯学部口腔外科第一教室、JA尾道総合病院口腔外科を経て、1981年より現職。得意分野は歯周病、インプラント治療、審美修復。「歯科医は口の中の科学者・芸術家」と考え、精度の高い最新治療をめざす。 |
| 資　格・所属学会 | 日本口腔インプラント学会専門医。日本歯周病学会専門医。日本臨床歯周病学会認定医・指導医・歯周インプラント指導医。ICOI(国際インプラント学会) Fellowship。日本補綴歯科学会など |
| 趣　　味 | 盆栽（盆栽園「彩」開設）、写真撮影、絵画鑑賞 |
| モットー | 志あれば道あり |

### ●院長の横顔

　17歳のときにむし歯の治療を受けた際に、詰め物が高く、慣れるまでつらい思いをした。「二度とむし歯を作るまい」と決意し、食後は必ず歯磨きをする習慣を現在まで続け、今でも17歳のときの状態を維持。

　ドイツ・ハンブルグでの国際インプラント学会に出席した際、昼食後に歯磨きをしていたら、外国人歯科医から「You are an honest dentist（あなたは歯科医の鏡である）」と話しかけられたエピソードも。患者に「食べたら磨く」とお題目のように唱えている手前、新幹線や飛行機に乗ったときでも、歯磨きを行っているという。

### ●院長からのメッセージ

　歯の病気の多くは"自堕落病"かもしれません。お皿のように、いつも口の中はきれいにしておきたいもの。私は50年間、律儀なブラッシングを続けて今日に至っています。

　そもそも生活習慣病とは、体を自分の所有物と思い込み、どんな不摂生をしても顧みないのが原因。自分の体を天からの授かりものと考えれば粗末には扱えないはずです。「歯医者は怖い」と敬遠しがちですが、早期発見・早期治療により深刻な状態を回避できます。歯の病気に自然治癒はありません。放置する方が怖いのです。

福山市沼隈町

広島市中区

一般歯科・矯正歯科・歯科口腔外科

患者の口腔内の健康を長期にわたり守り育てる

# 石田歯科矯正歯科クリニック

**得意分野**
歯周病、インプラント、矯正、審美

## 石田 秀幸 院長

広島市中区八丁堀4-4
エイトバレー八丁堀 2F
☎ 082-223-1177

| | | |
|---|---|---|
| 🕐 | 診療時間 | 9:30～13:00／14:30～18:30（土曜午後は14:00～17:30） |
| 休 | 休診日 | 水曜午後、日曜、祝日 |
| 🚗 | 駐車場 | 提携駐車場（サービス券発行） |
| HP | H　P | あり |
| 👥 | スタッフ | 歯科医師6人（うち非常勤2人）、歯科衛生士12人（うち非常勤6人）、歯科助手1人、受付2人 |
| 💉 | 主な機器 | デジタルX線、CT、マイクロスコープ（治療用顕微鏡）、セファロ（矯正用レントゲン）、レーザー、高圧蒸気滅菌器（オートクレーブクラスB）など |

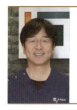

1963年広島生まれ。1989年広島大学歯学部卒業、広島大学歯学部歯科補綴学第一講座入局。1997年同院開院。広島大学歯学部客員講師。アメリカ歯周病学会。日本補綴歯科学会。日本口腔インプラント学会。日本歯周病学会。日本臨床歯周病学会。日本顎咬合学会。ノーベルバイオケア公認インストラクター。ストローマンジャパン講師。

## ●原因解決と10年後の健康な口腔維持をめざす

　広島地区の拠点病院と同等の検査機器、衛生環境、技術、スタッフをそろえ、さまざまな治療に対応できる環境を持つ。口腔外科手術などで、広島大学病院や広島赤十字・原爆病院などと連携しており、難治症例の逆紹介の依頼も多い。

　治療方針は、「患者の健康を守り、育てていく医院」。予防に重点を置いているため、治療をして終わりではなく、疾病に至った原因の解決と10年後の健康な口腔維持をめざす。カリオロジー（むし歯学）に基づく原因の特定などで、予防から治療後の再発を防ぐことを重視。細菌の除去だけでなく、歯並びや全身疾患、生活習慣など、疾患に至る要素を解明することにも力を入れている。

石田院長は、包括的歯科診療を生涯の診療軸としており、「疾患の原因を探ることで、口腔内だけでなく全身を診ていくこと」の重要性を掲げている。

## ●できる限り健康な口腔へ導く

同院の治療で多いのが、口腔内の崩壊の立て直し。長期計画を立て、状態が悪くてもできる限り健康な口腔内へ導くための努力をしている。日本矯正歯科学会指導医・認定医の医師が2人在勤しており、矯正治療を組み入れた多様な治療法の計画・提供が可能なことも魅力である。歯周病治療では、アメリカ歯周病学会にも所属して海外の治療の動向も踏まえ、最新治療の研さんも怠らない。欧米の先端治療を見据えた審美的治療も提供している。

複数の滅菌装置で徹底した滅菌・消毒を行う滅菌室や、プライバシーの保護に配慮した全個室の治療台（8台）、カウンセリングルーム（2部屋）などの充実した院内設備をそろえる。難治症例も多いため、カウンセリングに時間を十分に取り、説明の際には液晶ディスプレイや模型を使って、言葉だけでなく分かりやすい説明を心がけている。

## ●歯科医院のお手本となるクリニック

歯科衛生士が管理するPMTC（口腔内のクリーニング）がとても好評で、患者ごとに担当制を採用。長期間にわたり患者との信頼関係を構築しながら口腔内の衛生指導、管理を行っている。歯周病患者がインプラント治療を望む場合は、歯周治療を終えて、コントロール可能な状態になってから行っている。

患者が長期にわたって楽しく通院ができ、スタッフも楽しく仕事ができる医院として、歯科医院全体のお手本になっている歯科クリニックである。

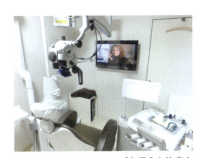

マイクロスコープを備えた治療台

**歯科医からのアドバイス**　歯を長持ちさせるには、原因を除去してさまざまな治療法の中から最適な治療を選択し、定期的なメンテナンスを行うことが重要です。歯科医院を上手に利用して、お口の健康を維持してください。

広島市中区

一般歯科・歯科口腔外科・矯正歯科

患者に配慮したおもてなしの心と安心の最先端治療

# にしなか歯科クリニック

**得意分野**
インプラント、歯周病、予防歯科、審美歯科

### 西中 寿夫 院長

広島市中区大手町1-4-3 大手町井上ビル 3F
082-504-6480

- 診療時間：9:30〜13:00、14:30〜19:00
- 休診日：水曜・土曜午後、日曜、祝日
- 駐車場：提携駐車場あり（エディオン駐車場、大手町中央駐車場）
- HP：あり
- スタッフ：歯科医師2人（うち1人は非常勤※矯正治療）、歯科衛生士5人、歯科助手1人、受付2人
- 主な機器：高圧蒸気滅菌器（クラスB）、デジタルX線、歯科用CT、ウォッシャーディスインフェクター（医療用洗浄器）

1963年神奈川県厚木市生まれ。1988年広島大学歯学部歯学科卒業。同大学歯学部付属病院補綴科外来医長、中電病院歯科副部長などを経て、2009年同院開院。厚生労働省指定臨床研修指導医。日本口腔インプラント学会認証医。ノーベルバイオケア社公認インストラクター。

## ●予防歯科を基軸に保存的治療に尽力

　モットーは、「安全・安心の医療を、おもてなしの心をもって提供する」ことで、開院以来、院内のハード・ソフト両面からこれらを問い続けている。西中院長は、医局時代の恩師が掲げた「五省（旧海軍士官学校の教訓）」を心の指針としており、「誠実さ」「真心」「人の道」などの言葉を大切にしている。

　治療の基本方針として、「なるべく歯を削らず、抜かない保存的な治療」を心がけ、予防と治療後のケアに力を入れている（ケア中心は全体の40％）。2018年度の「8020（いい歯表彰、広島市）」では、20人の患者が表彰を受けた。

## ●院内感染の予防および医療安全対策を徹底

前述のポリシーのもと、治療の基盤となる診療環境づくりを徹底。清潔かつプライバシーが確保された空間の中、十分な説明と同意の上で施術を行うよう心がける。特に、院内感染および医療安全の面では、医療環境管理士や第二種滅菌技士の資格を持つ診療スタッフとともに、院内感染や医療安全対策マニュアルを策定・実施し、患者とスタッフがともに、安全で安心できる診療環境の確立を定期的に見直している。

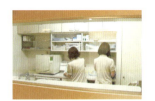

滅菌室

## ●分かりやすい説明と低侵襲で先端的なインプラント治療

同院は、質の高いインプラント治療で広く知られる。院長は、中電病院でインプラント外来を開設した実績を生かし、インプラント専門衛生士の資格取得や、インプラント治療専用室の設置などに取り組んできた。他院からの紹介や口コミで来院する患者が多く、セカンドオピニオンにも積極的に対応。

インプラント治療では、CT・画像診断ソフトウェアで精緻な診断や治療計画を立案し、分かりやすい説明で患者の同意を得るインフォームド・コンセントを大切にする。経験豊富で専門資格を持つ院長やスタッフによる施術やメンテナンスケアを、安心して受けられると好評である。

また、最先端治療の「ガイド・サージェリー」(歯ぐきを大きく開かない低侵襲手術、右写真) や「all-on-4」(骨移植が不要で全ての歯が義歯になる治療)、インプラントを利用した矯正治療を矯正専門医とともに行っている。

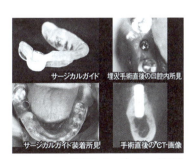

ガイド・サージェリー(術後)

> **歯科医からのアドバイス**
> インプラント治療は、あくまでも欠損治療の一つのオプションです。他の代替法と比較して優れた部分がある反面、さまざまなリスクを持つ治療だということをよく理解する必要があります。

広島市中区

矯正歯科

インフォームドコンセントと衛生管理で安心の治療を提供

# 花岡矯正歯科クリニック

**得意分野**
矯正全般、舌側(裏側)矯正、マウスピース矯正など

**花岡 宏** 院長　**花岡 宏一** 副院長

広島市中区大手町 1-1-20
ニュー大手町ビル 5 F
☎ 082-247-1222

- 診療時間：10:00～18:00（最終予約は17:30まで）
- 休診日：水曜、第2・4日曜、祝日
- 駐車場：指定駐車場（サービス券あり）
- HP：あり
- スタッフ：歯科医師2人、歯科衛生士3人
- 主な機器：CT、デジタルX線、口腔内カメラ、下顎運動測定器、筋電図、高圧蒸気滅菌器、ガス滅菌器、ディスポーザブル製品

はなおか・ひろし。1943年広島市生まれ。1971年九州歯科大学博士課程（歯科矯正学）修了。鹿児島大学助教授などを経て、1984年同院開院。日本矯正歯科学会専門医・指導医・認定医。

はなおか・こういち。1976年広島市生まれ。2005年広島大学歯学部博士課程（歯科矯正学）修了後、同大学病院矯正歯科勤務。2007年より現職。日本矯正歯科学会専門医・認定医。

## ●丁寧なカウンセリングで疑問などを解消

　治療方針は、「カウンセリングで患者さんの話をしっかり聞き、希望に沿う治療計画を立て、治療する」こと。相談時に、患者に合った矯正歯科治療の概略を説明し、口腔内の問題点や治療の内容・期間・費用などを伝える。インフォームドコンセント（説明と合意）を重視し、患者の疑問や不安感をその都度解消。患者が話しやすいようにカウンセリングルームも用意している。

　1984年の開院以来、矯正歯科治療をした患者は約3000人。多くの肩書を持ち、人望が厚い専門医の院長と、院長の息子で専門医の副院長の2人体制で診療。患者の年齢層は小児4割・大人6割で、広島市全域ほか山口県や島根県などからの来院もある。

## ●適格な時期や審美性に配慮した治療を提供

唇顎口蓋裂(しんがくこうがいれつ)やダウン症、顎(あご)の変形などの外科手術を伴う治療(保険適用)を数多く行っており、小児治療では子どもにとって一番楽で能率が良い時期に行うように配慮している。矯正治療では、歯の表面にマルチブラケットという装置を付け、ワイヤーで歯を動かす治療がメインとなる。患者の外見を考慮して目立ちにくい白いワイヤーを使い、装置が外から見えないよう、歯の裏側に付けて治療する方法(舌側矯正)も採用している。

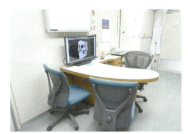
カウンセリングルーム

## ●徹底した衛生管理で歯の健康をサポート

治療前後の衛生管理にも力を入れており、治療前に希望者に対して歯垢(しこう)細菌検査を行い、むし歯になる危険度を判定。危険性の高い患者には予防処置を行い、危険性を下げてから矯正歯科治療を開始している。また、フッ素添付やフッ素洗口法による歯質の強化も実施している。

治療中は予防管理に力を入れており、PMTC(歯のクリーニング)では、矯正装置を付けたまま、ブラッシングや歯垢・歯石取りなどに注意を払う。

治療後も希望があれば、咬合(こうごう)管理と口腔衛生管理を行い、健康な歯を維持する。また、MFT(口腔筋機能療法)で舌の訓練を行い、口腔周囲の機能を改善することによる歯並びの治療も行っている。

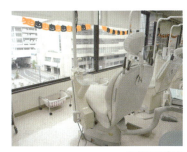
眺望の治療台

> **歯科医からのアドバイス**
> 矯正治療は長い期間が必要な場合が多いので、先生の人柄を見て、納得のできる説明をしてもらえるかなど、自分に合った医院を見極めることが大切です。

広島市中区

一般歯科・小児歯科・矯正歯科

## 予約不要で対応可能 居心地に配慮する伝統ある歯科医院

# 本山歯科医院

**得意分野**
う蝕、保存治療、修復治療、補てつ

## 本山 智得 理事長

広島市中区上八丁堀7-9 本山ビル2F
082-221-3746

- 診療時間：8:30～13:00／14:30～18:30
  （矯正治療は第3木曜の15:00から）
- 休診日：木曜・土曜午後、日曜、祝日
- 駐車場：契約駐車場
  （医院向いのフェニックスパーク、5台）
- HP：あり
- スタッフ：歯科医師7人（うち非常勤4人）、歯科衛生士4人、受付1人
- 主な機器：各種レーザー（半導体、炭酸ガス、エルビウムヤグ）、咬合圧測定器、光学式う蝕検出装置、高圧蒸気滅菌器、デジタルX線、CT、口腔内カメラ、ダイアグノデント、レーザー

1967年広島市生まれ。1992年大阪歯科大学卒業。1995年同院開院。2001年より現職。2004年広島大学大学院歯学研究科（歯科保存学）修了。日本歯科保存学会評議員。保存治療専門医。日本法歯医学会評議員など。2018年広島市長表彰。

### ●「自分の歯で一生食べられる」ことを心がける

「できる限り歯を抜かない、自分の歯で一生食べられる治療」を心がけている。また、「患者様にとっての最良の医療」を提供する姿勢で保険外診療にも対応しているが、歯周病やむし歯などでやむを得ず抜歯した場合には、保険適用のブリッジや入れ歯を最初に提案、費用負担の少ない治療を信条とする。
予約制ではないため、突発的な歯の割れや補てつ材の外れなどにも迅速に対処。オフィス街にあることから、出張中の急な歯のトラブルにも対応可能。

### ●患者の居心地の良さを追求

一般歯科・小児歯科・矯正歯科をメインとするが、口腔外科的な対応とな

る親知らずの抜歯も行う。ただし、歯根に下歯槽神経（かしそう）が深く絡んでいる場合は、総合病院と連携して治療を行っている。

　本山家は代々歯科医で、患者の中には家族4代にわたって診療してきた人も。そのため、スタッフ全員が患者の顔と名前を覚えるよう心がけ、噛み合わせの癖や個々の症例を理解して、居心地の良さを追求している。

　また、歯科医院独特の臭いから痛みを感じる人への配慮として、待合室にはアロマの機器を設置。ラベンダーやユーカリ、ベルガモットオレンジなどの香りがリラクゼーション効果を上げている。さらに、レーザーなどを使った治療で、痛みの軽減にも努めている。

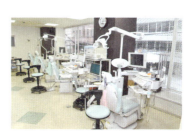
広々とした治療室

## ●患者本位の歯周病治療や審美歯科に尽力

　診療は、歯周病の定期検診が最も多く、保険外となるPMTCブラッシングをサービスで行うなど、患者本位の姿勢で歯周病対策に取り組んでいる。

　精密な技術が必要な入れ歯などは、完成度が高いと評判。審美歯科では、患者からの要望があれば、自費でむし歯の詰め物にセラミックも使用する。くすんだ色の歯には、セラミックを貼るラミネートベニアなどの治療も行っており、金属アレルギーがなく見た目も美しいなど利点が多い。

　ホワイトニングについては、専門の資格を持った歯科衛生士が2～3時間で行っており、患者が慣れてきたら、家庭でのホワイトニングへと切り替えて指導も行う。

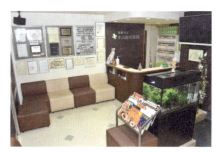
癒やしに配慮した待合室

**歯科医からのアドバイス**　歯科に関する情報が氾濫してしまい、正しい診療方法が分かりづらい時代になりましたが、情報の取捨選択も大切です。歯に違和感があったら、早めにかかりつけ医に行って、診てもらうことをお勧めします。

広島市中区 / 一般歯科

## 人にやさしいインプラントと予防治療をめざす

# 山田歯科医院

**得意分野**
インプラント、審美歯科、予防歯科、睡眠時無呼吸症候群、スポーツ歯科

### 山田 庸二 院長

🏠 広島市中区国泰寺町 1-3-12
☎ 082-244-5955

- 診療時間：9:00～13:00／15:00～19:00
- 休診日：木曜・土曜午後、日曜、祝日
- 駐車場：なし
- HP：あり
- スタッフ：歯科医師5人（うち非常勤4人）、歯科衛生士2人、歯科助手2人、受付1人
- 主な機器：歯科用CT・YAGレーザー・炭酸ガスレーザー・高周波治療器（コスモアイキュア）・ピエゾサージェリー（超音波外科処置機器）

1956年広島市生まれ。1980年日本大学歯学部卒業。同大学助手を経て、1985年同院開院。歯学博士。東京歯科大学非常勤講師。(社)日先研インプラント認定医。OAM先進インプラント指導医。(社)日本スポーツ歯科医学会認定医など。

## ●体への負担が少ないインプラント治療を行う

　治療方針は、「一生涯、自分の口でおいしく食事ができることをめざした治療」。診療では、カウンセリングルームを用意するなどプライバシーに配慮し、画像や資料、模型などを見ながら、最適な治療プランを立てている。

　耐久性や審美性などを追及する患者には、自費治療などの説明も行っており、ジルコニア（審美性が高いセラミック製の歯）にも対応可能で、保険適用の範囲が広がったCAD/CAM冠を用いた治療にも取り組んでいる。

　一歯欠損の場合は、他歯への負担を避ける意味でインプラントを勧めている。また、抜歯後にインプラントを入れる場合は、高速ドリルを使わずに手用システムを駆使するのが特徴で、体への負担が少ないという。

広島市中区

## ●生活習慣を踏まえた予防治療を推進

「予防に勝る治療はない」との観点から、日常の歯磨きなどの生活習慣を重視するとともに、定期的な歯周病ケアを推奨している。

睡眠中の歯ぎしりや食いしばりの習慣から、歯が欠けたり、ひび割れたりするケースでは、歯の接触を防ぐ口腔内装置を作成して装着。そのほか、睡眠時無呼吸症候群の患者の場合、脳梗塞・心筋梗塞・高血圧症などにも影響するという観点から、軽度の患者には睡眠時用の口腔内装置を勧めている。

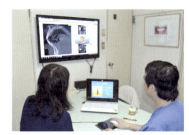
画像を使ったインプラント治療の説明

歯周病治療では、歯石や不良肉芽の除去にYAGレーザーを使用しており、痛みや歯牙に対する影響も少なく有効であるといわれている。

## ●自作の口腔内装置で特許を取得

山田院長は介護施設の協力医をしており、入れ歯製作などの経験が豊富。一方で、東京歯科大学スポーツ歯科研究室で学んだことから、スポーツ競技中の事故や噛み締めで歯を痛めることを防ぐための、マウスガード製作も行う。パフォーマンスアップにつながる、プロ使用のマウスガード製作も可能。

睡眠時無呼吸症候群の患者のために口腔内装置を自作し、2015年に特許を取得。さらに2018年には、手をかけずに歯磨きが可能な「マウスピース型歯ブラシ」についても特許を取得し、臨床応用に向けて準備を進めている。

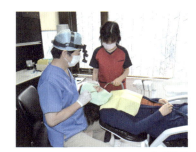
治療風景

> **歯科医からのアドバイス**
> 歯ぎしりや食いしばりは自覚症状がないことが多いですが、歯がしみたり、割れたり、歯周病の増悪因子にもなります。また、顎関節症などから肩こりや頭痛の原因にもなります。異変を感じたら、早めに診断を受けましょう。

広島市東区

小児歯科・矯正歯科

子どもの歯を育て家族が笑顔になれる歯科医院

# ひかりまち小児歯科・矯正歯科

**得意分野**
小児歯科、矯正歯科

## 竹本 美保 院長

広島市東区光町2-4-22
082-506-2270

- 診療時間：9:30～13:00 ／ 14:30～18:00
- 休 診 日：火曜、祝日、（隔週）日曜・水曜
- 駐 車 場：5台
- H　　P：あり
- スタッフ：歯科医師2人、歯科衛生士2人、歯科助手・受付1人
- 主な機器：高圧蒸気滅菌器、デジタルX線

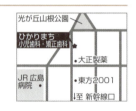

広島市生まれ。1993年広島大学歯学部卒業、同大学歯学部歯学矯正学講座入局。開業医（小児・矯正歯科）勤務を経て、2009年同院開院。日本矯正歯科学会。日本小児歯科学会。Orthotropics研究会。顎顔面口腔育成研究会。

● 「子どもたちが行きたくなる歯科医院」をめざす

　コンセプトは、「ピーターラビットと仲間たちのいる、また行きたくなる歯科医院」。健やかな永久歯を育てるには、定期的な歯科受診が欠かせないが、子どもは親に「むし歯になって歯医者さんに行くことになるよ」と、間違った先入観を与えられることがある。

　そこで、「子どもたちが歯科医院に抱く恐怖心を取り除きたい」という思いから、ピーターラビットの世界のイメージで院内をまとめ、診察台には治療を受けながらビデオを視聴できるモニターを設置。また、室内にはオーガニックアロマの香りが漂うなどの工夫をしている。

　患者は地元の東区を中心に、遠方からは県北や県外から通院する人もいる。

広島市東区

## ●笑顔あふれる環境で子どもの成長に合った治療を

治療ではむし歯予防に力を入れており、小児歯科専門医院として子どもの成長に合わせた治療を心がける。診察では、必ず保護者も一緒に診察室に入る同伴診療を行っており、治療方針や生活習慣などのきめ細かいアドバイスが好評である。

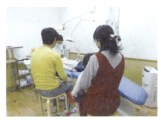

同伴診療の様子（全室個室）

同院は2018年12月に新装移転。自然を愛する竹本院長は、これまで以上にくつろげる医院をめざし、患者と家族が笑顔になれる環境づくりに全力で取り組んでいる。

## ●抜歯しない矯正治療で子どもの歯を育てる

矯正治療では、小臼歯を残しながら歯並びを整えていく、いわゆる非抜歯治療を基本とする。子どもの顎の骨を育成し、唇や頬、舌、喉などの軟組織の機能に配慮した治療法に取り組む。また、治療と同時に行うのが、呼吸法や姿勢などの生活改善。噛み合わせや顎が小さいといった口回りの問題は、乳幼児の時点で発生しているという。

「しっかり噛んで食事をしないと顎が成長せず、歯がきれいに生え並びません。そうなると、噛み合わせに問題が生じて体にも影響が出ます。そこで矯正治療を提案しますが、治療に適した時期は各々で異なるため、大切なのは患者さんに合った時期の見極めです。小さい頃から受診されているお子さんであれば良い時期を逃さずに提案でき、将来的にも良い結果につながります」

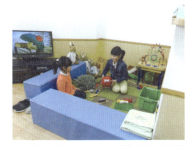

子どもが笑顔になれる環境づくりが好評

**歯科医からのアドバイス**　当院は、小児歯科では0歳から中高生まで、それぞれの年齢に応じた治療とチェック、指導を行っています。矯正歯科では、小児から成人まで年齢を問わず診療しています。

広島市南区

一般歯科・歯科口腔外科・小児歯科

全身を考慮に入れた適切な治療と歯周病予防に尽力

# うじな歯科医院

**得意分野**
口腔外科、歯周病、インプラント、歯内療法

## 伊藤 良明 院長

広島市南区宇品西 4-3-2
082-505-1180

- 診療時間：9:00～13:00／15:00～19:00
  （土曜午後は 18:30 まで）
- 休 診 日：木曜、日曜、祝日
- 駐 車 場：4台
- Ｈ　　 Ｐ：あり
- スタッフ：歯科医師3人、歯科衛生士4人、歯科助手1人、受付1人
- 主な機器：高圧蒸気滅菌機、デジタルＸ線、ピエゾサージェリーなど

1962年生まれ。早稲田大学中退後、1990年広島大学歯学部卒業。同大口腔外科学第二講座で勤務後、2003年同院開院。歯学博士。日本口腔外科学会認定口腔外科専門医。

## ●「包括的歯科診療」を心がける

　治療方針は、「患者の全身の状態を診ながら、一人ひとりに適切な治療を提供する」こと。初診では患者の全身や顔色を見ながら問診。X線検査を行い、歯だけでなく、顎関節（がくかんせつ）や顎骨（あご）・舌骨・鼻腔（びくう）・副鼻腔などから正確な診断を行う。

　伊藤院長は、前述のような「包括的歯科診療」を心がけており、広島赤十字・原爆病院や県立広島病院などの総合病院と連携を取りながら、的確に治療を進めている。また、月2回、矯正専門医の診療を行っており、近隣地域はもちろん、口コミで評判を聞いた患者が山口県などからも来院している。

## ●どんな状態でも歯を残すことを模索

　同院は歯周病治療に特に力を入れている。院長は、「歯周病は、脳梗塞（のうこうそく）・

広島市南区

心筋梗塞や誤嚥性肺炎、糖尿病、アルツハイマー型認知症などの、さまざまな全身疾患と関係していることが明らかになっています」と、歯周病治療の大切さを語る。また、数多くの口腔外科専門医療に携わってきた経験から、骨や歯の移植など外科的な歯の治療も可能。

保険適用となった、リグロス(歯周組織の再生を促進)を使った歯周組織再生療法も行っており、どんな状況の歯でも、まずは残す手立てを模索する。ブラッシングの仕方や歯ブラシの選び方などの丁寧な指導も好評である。

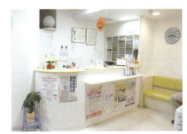
受付

## ●生活のアドバイスから歯周病予防を促す

スタッフの勉強会を定期的に行っているが、最新治療に関してはむやみに取り入れるのではなく、「本当に効果があるのか」をきちんと見極めてから導入。インプラント治療では、患者の口腔内の診察後、インプラント周囲炎などのリスクを伝えながら、生活習慣や体の状態に合った処置を行っている。

また、自律神経の仕組みや生活習慣、食事、適度な運動などをアドバイス。「ストレスなどから交感神経が優位になると、唾液も出にくくなります。パソコンや携帯などを見ているときは、歯を食いしばりがちです。歯にかかる過剰な圧力で歯を支える骨がなくなったりして、思わぬところで歯周病が進行することもあります」と、日常生活における注意点を話す。

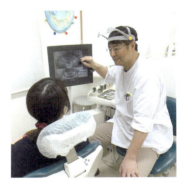
「患者さんの顔色や全身についても詳しく問診しています」

**歯科医からのアドバイス**　歯に関わる疾患は、症状が出たときは病気が進行している場合が多いです。最近は、親知らずや歯並びも絡んで中高年だけでなく、若い方の歯周病も増えています。症状がなくても、なるべく定期的に歯科医院を受診しましょう。

広島市西区

一般歯科・歯科口腔外科・小児歯科

歯の保存と無痛治療を追求し「口腔内科医」をめざす

# おおつぼ歯科クリニック

**得意分野**
歯周病、歯根治療、無痛治療、小児歯科、審美歯科、歯・神経の保存、削らない治療

### 大坪 宏 院長

広島市西区田方2-14-10
082-507-0007

- 診療時間：9:00〜12:30／14:00〜18:30（土曜午後は13:30〜15:00）
- 休診日：木曜午後、日曜、祝日
- 駐車場：8台
- HP：あり
- スタッフ：歯科医師、歯科衛生士、歯科技工士、歯科助手、受付
- 主な機器：高圧蒸気滅菌器、歯科用CT、デジタルX線、ペリオウェーヴ、笑気ガス（笑気吸入鎮静法）、レーザー3台、サベイヤー

1964年広島市生まれ。1990年広島大学歯学部卒業、同大学歯学部保存科入局。開業医勤務などを経て、1996年同院開院。広島大学臨床研修施設。広島大学歯学部非常勤講師。歯科衛生士学校非常勤講師。IPOIインプラント学会会員など

## ●低侵襲(ていしんしゅう)で患者ファーストの治療を提供

「なるべく歯を削らない・抜かない」「痛みを与えない」「神経を取らない」をモットーに、患者の希望をできる限り尊重しながら治療を行っている。患者は広島市内を中心に、広島県内全域から訪れる。

特に多い治療は、歯周病・むし歯・入れ歯・歯列不正など。大坪院長は、「今後は治療技術をさらに深めて歯科医師にとどまらず、口腔全体をトータルにサポートする"口腔内科医"をめざしています」と話す。

## ●痛みの原因別に他院と的確に連携

むし歯や歯周病を引き起こす病原菌の殺菌をする場合には、抗生物質の服

用の必要がなく痛みの少ない、ペリオウェーブという光化学（光殺菌）治療が好評。ほかにも、恐怖心や痛みを和らげる笑気ガス（笑気吸入鎮静法）がある。診察後に他科受診の必要があると判断した場合は連携病院への迅速な依頼が可能で、口腔がんや口腔粘膜疾患などを総合病院に紹介した例がある。

また、広島大学病院の卒後臨床研修施設として標準的歯科医学を順守しているため、一定の医療器具・感染予防対策・衛生環境が整っており、大学病院と同レベルの治療が受けられるよう、日々努力している。

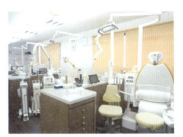
治療台

## ●「削らない」最新治療が受診可能

最新治療として、健康な歯質をできるだけ削らず薬剤を使うカリソルブ治療（スウェーデン式むし歯治療）を導入（※神経まで届いていないむし歯が対象）。また、薬剤のペリソルブ（歯周病の原因の歯垢や歯石を柔らかくして除去）を使った治療を行っている。やさしいスタッフと歯科技工士の高い作成技術は患者から好評、金具が見えない柔らかい入れ歯のスマイルデンチャーを取り入れている。

審美歯科では、全国でも珍しいスーパーエナメル（極薄のセラミックベニヤを歯面に張り付ける）や分解ポリリン酸（抗菌・歯質強化の効果）を使ったホワイトニングを行っており、シンプラントによる安心安全なインプラント治療も提供している。

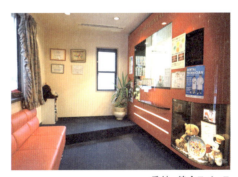
受付・待合スペース

> **歯科医からのアドバイス**
> 歯周病が悪化すると全身に悪影響を及ぼします。健康な体と歯を守るためには、定期検査やメンテナンスが大切です。同院では、回数や時間はかかりますが丁寧な治療を心がけています。

広島市安佐南区
一般歯科・歯科口腔外科・小児歯科

丁寧なカウンセリングと予防歯科医療を重視

# きたがわ歯科クリニック

### 北川 尚嗣 院長

**得意分野**
予防歯科、歯周治療、ドライマウス、金属アレルギー

広島市安佐南区祇園3-64-6
082-225-7648

- 診療時間： 9:30～13:30／15:00～19:00
  （土曜午後は18:00まで）
  ★ドライマウス・金属アレルギー外来※要予約
- 休診日： 木曜、日曜、祝日
- 駐車場： 5台
- HP： あり
- スタッフ： 歯科医師2人(うち非常勤1人)、歯科衛生士4人、歯科助手3人

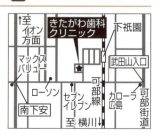

呉市生まれ。2000年広島大学歯学部卒業。2004年広島大学大学院歯学研究科修了。歯学博士。開業医（広島市内）勤務を経て、2017年同院開院。

## ●予防歯科医療に全力を注ぐ

　診療方針は、「痛くなってから来院する歯科」ではなく「痛くならないために来院する歯科」。その認識をスタッフ全員が共有し、予防歯科医療に重点的に取り組んでいる。また、歯科の病気は慢性疾患と捉え、歯科衛生士がPMTC（クリーニング）と歯磨き指導をきめ細やかに行っている。

　北川院長は、「歯科医院によるプロフェッショナルケアと、患者さんによるセルフケア（生活習慣の改善）との両立でお口の健康を守りたいです」と話す。そして、「予防歯科医療の第一歩は、患者さんの声をきちんと聴くこと」と考え、初診から担当カウンセラーによる30分間のカウンセ

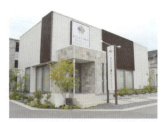

外観

広島市安佐南区

リングを実施。

　また、自分の口の中を知ってもらうことも大切と考え、レントゲン写真や口の中の写真を一緒に見ながら、今後の治療についてのカウンセリングも行っている。こうした、開院（2017年6月）当初からの丁寧なカウンセリングが評判を呼び、口コミが広がった結果、現在は地元地域外からも患者が訪れている。

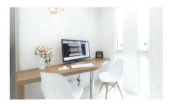

カウンセリングルーム

## ●県下で数少ないドライマウス・金属アレルギー外来を設置

　広島県内では数少ない、ドライマウス・金属アレルギー外来を実施（要予約）。近年の生活様式の変化や社会的ストレスの増加、高齢化などによって、ドライマウス（口腔乾燥症）や金属アレルギーは増えているという。ドライマウスや金属アレルギーは見た目だけでは分からないことが多いため、同院では検査を行ってから原因に合わせた治療を行っている。

## ●患者を家族のように生活をサポート

　同院は、JR可部線下祇園駅から徒歩4分に立地。ゆったりスペースの5台程度の駐車場も備え、駐停車に自信がないドライバーに好評だ。診療室は完全個室で、随所に患者の快適性への配慮が施されている。

　モットーは、「患者さんと接するときは自分の家族だと思って」。患者が一生涯を通じて、自分の歯でおいしい食事や会話が楽しめ、元気でいられるように少しでも手助けができればと、日々の診療に励んでいる。

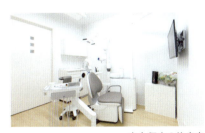

完全個室の治療室

**歯科医からのアドバイス**　むし歯と歯周病予防には、ご自身の口の中の状態を知ることがとても大切です。セルフケアとプロフェッショナルケアの両立、定期的なクリーニングが必要です。

広島市安佐南区

一般歯科・歯科口腔外科・小児歯科

大切な体を守り育てる必要最低限の治療をめざす

# こはだ歯科医院

**得意分野**
口腔外科、補てつ（義歯、インプラント含む）、歯周病

小羽田 康博 院長　小羽田 敦正 副院長

🏠 広島市安佐南区中筋3-27-16 中筋クリニックビル 4F
☎ 082-870-3388

- 診療時間：9:00～12:30／14:00～18:30
  （土曜午前は13:30まで、火曜・金曜は19:00まで）
- 休診日：水曜・土曜午後、日曜、祝日
- 駐車場：19台（共用）
- HP：あり
- スタッフ：歯科医師2人、歯科衛生士5人、歯科助手1人、受付1人
- 主な機器：高圧蒸気滅菌器、デジタルレントゲン、口腔内カメラ、レーザー、超音波スケーラー、口腔外バキューム、AED、パルスオキシメーター、酸素供給装置

こはだ・やすひろ。1958年広島市生まれ。1985年広島大学歯学部卒、同第一口腔外科入局。因島総合病院、広島大学歯学部第一口腔外科麻酔科、開業医勤務を経て、1991年同院開院。

こはだ・あつまさ。1962年米子市生まれ。1987年広島大学歯学部卒。1991年同大学院歯学研究科歯学臨床系（歯科補綴学第一）専攻修了。同大学歯学部付属病院助手を経て、1993年より現職。日本補綴歯科学会専門医。日本口腔インプラント学会専修医。

## ●高度な歯科医療も可能な地域密着型医院

口腔外科専門の院長と、歯周病や補てつ治療に定評のある副院長の、専門分野の異なる経験豊かな歯科医師2人体制。地域でもある程度高度な治療を受けられるサテライト的役割をめざしており、広島大学病院のほか広島市民病院、安佐市民病院などの拠点病院との連携も緊密で選択肢が豊富である。

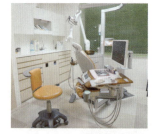
治療台ユニット

広島市安佐南区

## ●患者ごとの状況を考慮した診査やメンテナンス

「必要最低限」「患者さんの希望が優先」との治療方針のもと、患者の家族(同居)構成や生活パターン、年齢なども考慮して計画を立て、慎重に治療を進めている。メンテナンスにも丁寧に対応しており、数か月ごとに歯科衛生士がチェックやクリーニングを実施。約2年に一度は歯科医師が精密検査を行い、口腔内の状態をチェックしている。

診療室の雰囲気は明るく、ざっくばらんな会話を通じて患者の希望を引き出し、見落としがちな異常もできるだけ早期に発見することに努めている。院長はある患者の診査中、本人が気付いていない粘膜病変を見つけ、大学病院に精密検査を依頼、悪性腫瘍(しゅよう)が判明したという。

また、治療中の体調管理の把握が可能な検査機器も備える。

## ●学会専門医が手がける義歯が好評

患者の性別や年齢、好きな食べ物などを考慮して作製する義歯(ぎし)の評判が高い。県内でも数少ない日本補綴歯科学会専門医の副院長は、積極的に学会などで研さんに努めており、手入れが簡単で審美性の高いノンクラスプ義歯など、さまざまな要望に対応可能である。また、通院が難しい患者の訪問診療にも応じている。

歯科衛生士によるメンテナンス(PMTC)は約1時間程度取り、超音波スケーラーやエアスケーラーなどの機器による効率性を高めている。歯の清掃やフッ素塗布のほか、検査やブラッシング指導などきめ細やかで、いつの間にか歯磨きが上手になる患者がほとんどだという。

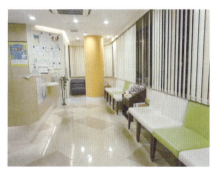

待合室

**歯科医からのアドバイス** お口の健康は全身と深く関わっています。健康を維持して美味しいものを長く食べられるように、定期的なメンテナンスを受けましょう。

広島市安佐南区　一般歯科・矯正歯科・小児歯科

# 竹下歯科医院

患者ごとのリスクに基づいた専門的な歯科治療を提供

**得意分野**
予防歯科、歯周病治療、インプラント治療、矯正歯科、審美歯科

竹下 哲 院長　竹下 亮 副院長　竹下 慶 副院長

広島市安佐南区大町西3-5-28-201
☎ 082-879-5252

- 診療時間：9:00〜12:30／14:00〜18:00
- 休診日：日曜、祝日
- 駐車場：なし
- HP：あり
- スタッフ：歯科医師3人、歯科衛生士8人
- 主な機器：高圧蒸気滅菌器、ガス滅菌器、超音波洗浄器、口腔内カメラ、デジタルX線、歯科用CT、パノラマ、セファロ、位相差顕微鏡、ダイアグノデント、口臭測定器、パルスオキシメーター、AEDなど

たけした・さとし。1978年大阪大学歯学部卒業、広島大学歯学部矯正学教室入局。1984年同院開院。歯学博士。日本矯正歯科学会。日本ヘルスケア歯科学会。日本矯正歯科学会認定医。

たけした・りょう。2006年東京歯科大学卒業。2011年広島大学大学院（先端歯科補綴学研究室）修了。歯学博士。日本補綴学会。日本口腔インプラント学会。Academy of Osseointegration。

たけした・けい。2011年日本大学松戸歯学部卒業。2016年広島大学大学院（歯周病態学分野）修了。歯学博士。日本歯周病学会。日本歯内療法学会。日本再生医療学会。日本歯周病学会認定医。

## ●徹底的な感染予防対策を行う

　同院では、診療用手袋を歯科医師、歯科衛生士ともに患者ごとに必ず交換しており、器具についても患者ごとに滅菌されたもの、あるいは使い捨てが可能なものを必ず使用する。そして、滅菌できない機器には、必ず使い捨てのカバーをしている。

　また、切削粉塵（せっさくふんじん）が散乱しないように、全ての治療で口腔外バキュームを使用。さらに診療ユニットには、手で触れる部位にバリアフィルムをすることで、徹底した感染予防対策を行っている。

広島市安佐南区

## ●患者ごとのリスクに基づいた重症化予防に尽力

　同院は、「患者さんの歯を守り育てること」をモットーにした診療を心がけている。そのため、患者の希望や生活習慣、全身状況などを時間をかけてヒアリングし、患者ごとのリスクを評価。その結果をまとめた健康ノートを作成して、患者に詳しく説明する。

　実際の治療では、患者のリスクに基づいて歯ブラシや歯磨剤などを選択し、家庭で行うセルフケアだけでは不足する部分を医院のケアで補う、重症化予防治療を行っている。副院長は、

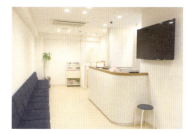

受付・待合スペース

「発売されている歯ブラシや歯磨剤を、スタッフ全員で実際に使用して特徴を把握し、患者さんごとに合ったものを使用してもらっています」と話す。

## ●専門の異なる3人の歯科医によるチーム医療

　同院は、2006年に広島初の「日本ヘルスケア歯科学会認証診療所」に認定された。これは、従来の治療方法（むし歯を見つけてから削る）ではなく、リスクに基づいた重症化予防治療を患者全員に行っている医院に与えられる認証である。歯周病治療・インプラント治療・矯正歯科と、専門の異なる医師が3人在勤しているが、ただ治療を行うのではなく、治療の結果や審美的にも満足でき、10年後も歯を残せるようなチーム医療を提供している。

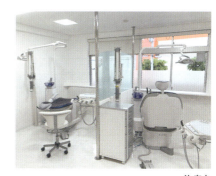

治療台

> **歯科医からのアドバイス**　歯ブラシや歯間ブラシ、歯磨剤といったセルフケア用品は、歯の状態やリスクによって最適なものが異なります。当院では、患者さんごとのリスクに基づいて最適なものを提案しています。

広島市安佐南区 / 一般歯科・小児歯科・矯正歯科

未病・予防での受診・診療が第一！

# 土井ファミリー歯科医院

**得意分野**　歯周病、インプラント、歯牙移植、矯正歯科、小児歯科

**土井 伸浩　院長**

広島市安佐南区上安3-1-10
082-832-7555

- 診療時間：9:00～13:00／14:30～18:00（木・土の午後は17:00まで）
- 休診日：日曜、祝日
- 駐車場：10台
- HP：あり
- スタッフ：歯科医師5人（うち非常勤2人、研修医1人）、歯科衛生士7人、受付3人、滅菌担当1人
- 主な機器：CT、デジタルX線、セファロ（矯正用レントゲン）、口腔内カメラ、レーザー、光殺菌（LAD）装置、CGF精製用遠心分離器、唾液検査機器

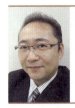

1969年広島市生まれ。1994年昭和大学歯学部卒業、広島大学歯学部附属病院第二保存科入局。開業医勤務を経て、2001年同院開院。協力型臨床研修施設指導歯科医。広島大学病院非常勤講師。日本歯周病学会歯周病専門医・指導医・評議員。日本口腔インプラント学会インプラント専門医。Study group DSS会長など。

## ●年代を問わず「予防に勝る治療なし」

「ゆりかごから墓場まで」との診療方針を掲げ、患者の年齢層は小児から高齢者まで幅広い。中でも小学生以下は約15％に上り、待合室には無料でもらえるおもちゃが置かれるなど、通院が楽しくなるような配慮が施されている。

「予防に勝る治療なし」との治療方針のもと、定期的なメンテナンスや検査、日常のブラッシング指導など予防診療に力を入れ、院内には多彩なホームケア用品などが揃っている。土井院長は歯周病学会評議員などを務め、「歯周病専門医委員会が認めた歯周病に関する研修会」の講師として歯周病治療の教育・指導を担当。また、日本口腔インプラント学会インプラント専門医でもある。

広島市安佐南区

## ●インプラント・歯牙移植などの治療が好成績

歯根の病巣や歯周病などに、光殺菌（LAD）装置を使った最先端の治療法（耐性菌を作らず、体の免疫力を引き出す）を提供。また、再生医療等提供機関（厚生労働省認可）として、歯周病治療やインプラント治療にCGF精製用遠心分離器で、患者自身の血から血小板や成長因子を取り出して作成・利用しており、安全性を高めて感染リスクの低減を図っている。また、最先端のリグロス薬（2017年から保険適用）を使った再生療法も行っている。

インプラント治療では、歯周病でなくなった骨も再生してインプラントを埋入しており、「下顎98％・上顎95％が治療後5年でも脱落なし」という実績を持つ。歯牙移植（欠損した歯に親知らずなどを移植）も得意で、300本以上の治療実績があり、5年後で90％が脱落なく機能している。

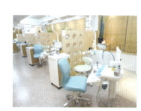

ゆったりとした治療台

## ●年齢に応じた最適な歯科治療を提供

一般的な歯科治療や前述の治療のほかに、小児矯正歯科も行っており、3歳（乳歯が生え揃う）から13歳（永久歯が生え揃う）までが対象。3～5歳では、世界最先端のマウスピースによる歯牙移動システムを採用し、永久歯が生え揃うまでは床矯正（入れ歯のような矯正装置）、その後は矯正歯科専門医（山野歯科医院、熊野町）と連携を取り、院内で細やかに対応。

ユニークな活動が地域で知られ、年に一度同院を解放するキッザニアが好評。治療台を使った模擬治療や歯科実習生さながらの石膏模型制作などに、子どもたちは大喜び。歯科医院に親しみを持てる工夫を続け、人々の口腔の健康を守る。

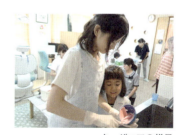

キッザニアの様子

> **歯科医からのアドバイス**　セカンドオピニオン（他院）を、遠慮したり恥ずかしがったりせずに活用してみましょう。「歯」は歯科医の先生のものではなく、「自分自身」のものですから。

広島市安佐南区 矯正歯科

## もりもと矯正歯科

「無理なく、無駄なく」患者目線の治療が好評

**得意分野**
矯正歯科全般、顎変形症（保険適用）

### 守本 優子 院長

広島市安佐南区中筋3-7-18
082-831-2585

- 診療時間：10:00～12:30／14:00～18:30
  （日曜は10:00～13:00まで）
- 休診日：水曜、隔週日曜、祝日
- 駐車場：2台
- HP：あり
- スタッフ：歯科医師1人、歯科衛生士3人
- 主な機器：高圧蒸気滅菌器、ガス滅菌器、デジタルX線、口腔内カメラ、口腔内3Dスキャナー、下顎運動検査機器、筋電図検査機器

広島市生まれ。1986年広島大学歯学部卒業。同大学大学院歯学研究科修了（歯学博士）。同大学歯学部助手を経て、2000年同院開院。日本矯正歯科学会認定医・指導医・専門医。日本口蓋裂学会。日本顎変形症学会。

### ●自身の通院経験から患者目線の治療を提供

治療方針は、「無理なく、無駄なく」。効率の良い治療を提案し、通院回数や治療期間などの患者の負担軽減に努めている。

守本院長は、広島県の矯正歯科治療の草分けである広島大学病院矯正歯科に、患者として小学4年から約8年間通院した。この経験から、「より患者さんに近い目線で治療に取り組めています」と自負する。

患者は、地域住民を中心に県北や島根県からも来院。小児と大人の割合が半々ほどで、大人は30～40歳代が多い。

### ●丁寧なカウンセリングと目立たない矯正治療

同院は、初診の丁寧なカウンセリング（30分～1時間）の評判が高い。歯並びや噛み合わせの状態、治療方法などを、メリット・デメリットの両面

から詳しく伝える。唇顎口蓋裂（しんがくこうがいれつ）などの先天性疾患や、6本以上の歯の先天性欠損などの特定疾患、顎変形症（がく）の外科手術を伴う保険診療も行っている。

永久歯列（中高生〜大人）の矯正治療は、マルチブラケットという矯正装置を使用した治療が基本で、目立ちにくい装置を使用するよう配慮している。希望があれば、舌側矯正装置やマウスピース矯正にも対応可能。そのほか、MFT（舌のトレーニング）や生活習慣に関するアドバイスなども実施しており、治療中は、歯科衛生士によるPMTC（歯のクリーニング）を毎回行う。

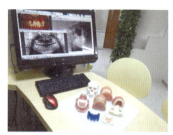
カウンセリングルームで丁寧な説明を行う

## ●最新型3Dスキャナーで制作するマウスピースが好評

2018年から、歯型を取らずに歯列や咬合（こうごう）の状態を精密にデジタル化できる、最新型口腔内3Dスキャナーを導入。画像上で、治療後のシミュレーションをすることで、より分かりやすい説明が可能になった。

また、スキャンデータを用いてマウスピース矯正（インビザラインシステム）の製作が可能になり、装置の精度が向上して製作日数が短縮。この矯正方法は、ワイヤーよりも歯を動かせる量やスピードで劣るが、「奥歯を後ろにずらすなどの独自の動かし方ができる」「目立たない」「歯磨きがしやすい」「痛みが少ない」「外して食事ができる」などの特徴があり、好評だ。

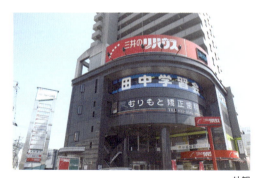
外観

> **歯科医からのアドバイス**　歯並びの状態は個人差が大きいため、ご自分にあった治療を選択することが大切です。また、矯正治療は「期間がかかる」「装置を付ける」など、我慢することも多い治療ですので、詳しい説明を受け、納得した上で治療を受けることをお勧めします。

広島市安佐南区

広島市安佐北区 一般歯科

睡眠時無呼吸症候群の治療に精通

# 松本歯科医院

**得意分野**
睡眠時無呼吸症候群、補てつ、歯周病

## 松本 浩一 院長

広島市安佐北区亀山3-1-44
082-815-5000

- 診療時間 ： 9:00～12:30 ／ 14:00～18:00
  ※受付は17:00まで
  （土曜午後は16:00まで診療）
- 休診日 ： 木曜、日曜、祝日
- 駐車場 ： 8台
- HP ： あり
- スタッフ ： 歯科医師1人、歯科衛生士5人、歯科助手2人、受付1人
- 主な機器 ： 高圧蒸気滅菌機、デジタルレントゲンなど

1963年広島市安佐南区生まれ。1987年広島大学歯学部卒業。広島大学歯科補綴学第二講座、倉敷第一病院、甲奴町歯科診療所を経て1993年同院開院。2007年現在地移転。日本睡眠学会。日本睡眠歯科学会。

## ●患者の気持ちに寄り添った診療を実践

「できるだけ抜かない、削らない」をモットーに、できるだけ痛みのない治療を心がけている。「患者さんが自分の家族だったらどんな治療をするか」ということを念頭に、患者の気持ちに寄り添った医療を実践している。

メンテナンスなどの予防も重視し、使用している義歯（ぎし）の清掃や適合状態のチェックも細やかに行っている。松本院長は、「一生涯、自分の歯でおいしく食べるという大きな目標に向かって、定期的に美容院に通うような感覚で来院してもらえるように、心がけています」と話す。

## ●睡眠時無呼吸症候群の治療に尽力

睡眠時無呼吸症候群（SAS／睡眠中に何度も呼吸が止まり、大きないび

きを繰り返す）の治療に特に力を入れている。初診では、まず睡眠習慣といびき、眠気に関するアンケートに記入してもらい、問診などと合わせて診断。簡易検査モニター（心拍数と血中の酸素飽和度を検査）を使用して、早期発見に努めている。

SASが疑われた場合には、連携先の徳永呼吸睡眠クリニック（広島市南区）や近隣の内科、耳鼻咽喉科などに紹介し検査を依頼。医師の診断や検査結果を基に、状況に応じてマウスピース（口腔内装置）を装着する治療を行う。

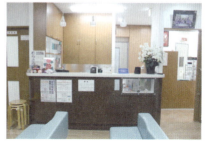

受付

## ●患者との話し合いや衛生管理を徹底

治療前のカウンセリングでは、患者の悩みや治療の希望を詳しく聞き、生活習慣をどう改善すればよいかなどを話し合う。具体的な治療についても、さまざまな方法の特徴を説明しながら提示し、選択できるように工夫している。

開院当初から衛生管理を徹底しており、器具は消毒・滅菌したものを個別にパックし、治療開始直前に開封し使用している。また、治療に際して、歯牙や金属を削った場合に生じる、唾液など含む切削粉塵が飛散しないよう、口腔外バキュームで吸引しながら処置を行う。

スタッフ育成では、月一度の院内ミーティングを開催し、新しい治療や薬の勉強、全身と歯に関わる知識を共有。年に一度、救急訓練も行っている。

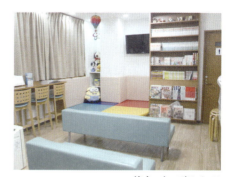

待合・キッズスペース

**歯科医からのアドバイス**　「いびきをかく」「日中に強い眠気やだるさがある」「朝起きると頭痛がする」などの方は、睡眠時無呼吸症候群かもしれません。少しでも不安がある方は、お近くのかかりつけ医に相談してみてください。

広島市安佐北区

一般歯科・小児歯科・歯科口腔外科

「痛くない・よく噛める・見た目良く・長持ちする」治療を

# やまもと歯科医院

**得意分野**
補てつ、歯周病、予防歯科、インプラント、審美歯科

## 山本 晃生 院長

広島市安佐北区落合南4-1-3 山本ビル2階
082-845-6480

- 診療時間：9:00～12:30（金曜は10:00から）／14:00～18:30（土曜は17:00まで）
- 休診日：木曜午後（第2・4は全休）、日曜、祝日
- 駐車場：10台
- HP：あり
- スタッフ：歯科医師3人、歯科衛生士7人、歯科助手3人、受付1人
- 主な機器：高圧蒸気滅菌機、デジタルX線、レーザー、CT、超音波スケーラー、ダイアグノデント、ピエゾンマスターなど

1963年広島市生まれ。1988年広島大学歯学部卒業、同大学歯学部附属病院第一補綴科入局。1993年同院開院。日本歯科医療管理学会認定医。広島県歯科医師会医療管理部常任委員。スタディグループふくろうの会所属。

### ●患者の視点に基づいたトータル診療を行う

　治療方針は、「できるだけ抜かない。削らない。痛くなく、よく噛めて、見た目も良く、長持ちする治療」。むし歯などの不具合だけでなく、口全体を診て、20年後にどんな状態を患者が望むかという、長期的な視点に基づいたトータル診療を提供している。

　患者が来院後に、まずは個室のカウンセリングルームで問診を行う。3ページのオリジナル問診票には、歯や体の健康状態、生活習慣、歯科医院への不満や不愉快だったこと、現在困っていることなどのさまざまな項目があり、患者の多様な情報をつかむ手だてとしている。

### ●担当制できめ細やかな丁寧な治療

　0歳～高齢者まで幅広い世代が対象で、地域住民を中心に広域から患者が

来院。1日の平均患者数は約60人と多めだが、診療時間は1人約1時間とたっぷりで丁寧。治療の経過・患者の声・口腔内の状態などを担当者が正確に把握し、きめ細やかな治療を行うため担当制を採用している。

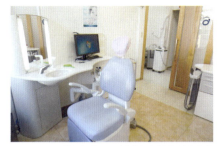
プライバシーに配慮した個室の診療室

広島市安佐北区

毎週金曜の朝9時から約1時間、スタッフ全員でミーティングを行い、治療方針や診療理念の共有を図る。質の高い医療技術の提供と、快適に過ごせる空間づくりの両面を考えて定期的に改装し、最新医療機器の導入も行っている。

## ●口の健康を一生涯保つためのサポート

歯肉の切除や切開などには、安全で痛みの少ないレーザーを使用。歯のクリーニングには、粉パウダーで着色などを取る痛みや負担の少ないピエゾンマスターを導入している。インプラントを望む患者には、世界で信頼の高いスイス・ストローマン社製を使用。また、自宅でのケアに欠かせない歯磨きなどのアドバイスを、治療経過・磨き癖・生活背景などに合わせて行っている。

また、同院では1歯だけの治療だけではなく、口腔全体が長期間安定して機能するように配慮した治療を行っている。そして治療だけでなく、一生涯にわたって口の健康が保てるように予防とメンテナンスに力を入れている。

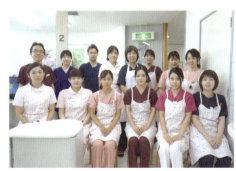
「スタッフ全員で心をこめて治療にあたっています」

**歯科医からのアドバイス**　一生涯、自分の歯でおいしく噛むことが幸せな人生につながります。心配なことがあれば、どんなことでも気軽に歯科医に相談してください。

子どもたちの豊かな未来をつくるために

# あい歯科・こども矯正歯科クリニック

**得意分野**
予防歯科、一般歯科、小児矯正歯科

## 田中 宏尚 院長

広島市佐伯区五日市 5-6-26
ゆめタウン五日市店別館 2F
**082-943-6480**

- 診療時間：9:30～12:00／14:00～18:30（土曜午後は 13:00～17:00）
- 休診日：水曜、日曜、祝日
- 駐車場：あり(ゆめタウン五日市店別館駐車場)
- HP：あり
- スタッフ：歯科医師1人、歯科衛生士5人、歯科助手1人・受付1人
- 主な機器：高圧蒸気滅菌器、デジタルX線、口腔内カメラ、ダイアグノデントペン(光学式カリエス検出装置)、YAGレーザー

1968年広島市生まれ。1998年鹿児島大学歯学部卒業。開業医(神戸市など)勤務を経て、2001年同院開院。日本病巣疾患研究会。日本小児歯学会。日本スポーツ歯科医学会。

## ●無駄な治療を減らし「口呼吸」を改善

モットーは、「まずは治療を減らす」こと。無駄な治療はしないことを心がけている。むし歯の治療後は、患者の自己流メンテナンスから二次カリエス(むし歯の再発)が起きることもある。そのような、「削る・被せる」を繰り返さないためにも、田中院長は定期検診の大切さを強調。「3か月に1回はプラークコントロールをして、むし歯や歯周病のリスクをなくします。その結果、口の中の細菌をコントロールでき、全身の健康につながります」

日々の治療では、生活習慣の改善、特に口呼吸の問題に力を入れている。「あいうべ体操」(みらいクリニック・福岡市、今井一彰院長が考案)を提案したり、待合室に筋トレグッズを置いて立ち方や姿勢の指導を行っている。

広島市佐伯区

## ●「未来」を見据えた治療に尽力

「子どもの伸びる力を大切にしたい」という強い思いから、同院ではMRC矯正を行っている。特徴は、不揃いに見える歯並びの根本的な原因除去と、専用矯正器「マイオブレイス」の使用。従来の方法と異なり、無理な抜歯はせず、ワイヤーも使用しない。「大切なのは原因の追求」という認識から、口腔の筋力を鍛えるトレーニングを中心に、機能療法的な治療を行っている。

院長は、「多くの場合、問題のある歯並びの原因は"呼吸"と"嚥下（飲み込み）"です。しかし、呼吸と飲み込みがうまくいかないと、慢性的な体の不調が現れ、集中力の低下にもつながります」と話す。生活習慣は、正しく身に付ければ一生保つことができる。一時的な対処に終始せず、未来を見据えた治療を行うという、同院の信念でもある。

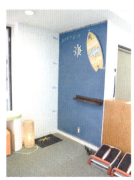
姿勢や立ち方の指導を行っているスペース

## ●「子どもたちの健全な発育に貢献したい」

同院では週2日、スタッフ勉強会を開催しており、チームごとに分かれて、各自がスキル向上に努めている。

また、院内に「あい歯科文庫」を創設。健康な体づくりに関係する本が並び、通院する子どもの母親を中心に貸し出しも行っている。「子どもたちの健全な発育に貢献したい」という治療方針は、全てにおいて徹底されている。

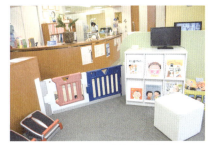
受付・子ども用スペース

> **歯科医からのアドバイス**
> 私たちがきちんとしてあげれば、本当に健康に伸びる子どもたちが育ちます。大切な子どもたちを守りたい。私の予防医療にかける思いです。治療を通じて、姿勢や口呼吸の問題、体全体の健康についてもお伝えできればと思っています。

広島市安芸区　一般歯科・歯科口腔外科・小児歯科

あらゆる治療分野に高い専門性と最新機器で臨む

# アイリス歯科

**得意分野**
歯周病、歯内療法、インプラント、老年歯科、口腔外科

**橋本 和人** 院長

広島市安芸区矢野東2-23-15
082-889-6480

- 診療時間：9:00～12:30／14:30～18:00（土曜午後は16:30まで）
- 休診日：木曜（祝日のある週は診療）、日曜、祝日
- 駐車場：8台
- HP：あり
- スタッフ：歯科医師6人、歯科衛生士4人、歯科技工士1人、歯科助手3人・トリートメントコーディネーター3人、院内環境整備スタッフ3人、受付1人
- 主な機器：CT、マイクロスコープ、レーザー、CADCAM

1966年名古屋市生まれ。1992年広島大学歯学部卒業。1996年広島大学大学院修了。2001年同院開院。医学博士。広島大学の教室で歯科補綴、口腔生化学、歯科矯正学、歯内療法学を大学院卒後から現在まで研究。広島大学歯学部研修医指導医。日本歯科医療管理学会認定医。

## ●親しみやすいファミリードクターをめざす

「親しみやすいファミリードクター」を合言葉に、小児から高齢者まで家族ぐるみで通ってもらえる歯科医をめざしている。

そのため、子どもが退屈せず、母親にも安心して通ってもらえるよう、待合室にはチャイルドコーナーを併設。また、診療は周囲に気兼ねのない個室で行っており、患者一人ひとりの症例に時間をかけて向き合っている。

橋本院長は、むし歯・インプラント・入れ歯を専門とする一方で、最新の口腔生化学や歯科矯正学、歯内療法学などの新たな分野の研さんを積み、治療に生かす努力を怠らない。また、これまでの治療経験と知識を集約し、患者には1本でも多くの実歯を残す治療を提供している。

広島市安芸区

## ●最新機器による最適なセラミック治療を提供

包括的な治療を重視しながら、歯周病・むし歯・矯正・インプラント・義歯などの治療を提供。最近、保険診療が導入されたセラミック治療では、最新機器の 3D-CAD システムを取り入れて注力。保険外治療では、1日で全ての治療を済ませることができるという。

また、口腔がん・粘膜疾患・歯科心身症などの難治症例や、複雑に埋伏した症例、下歯槽神経に影響する可能性の高い親知らずの抜歯は、総合病院と連携して治療を行っている。

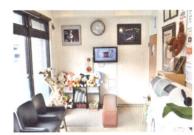
待合室に併設のチャイルドコーナー

## ●乳幼児検診や老年歯科診療で患者を幅広くサポート

乳幼児期の運動不足は、成長後の歯並びの不正や咀嚼嚥下機能の不調和を招き、ひいては、高齢期における認知機能に影響があることが分かってきている。同院の乳幼児検診では、むし歯だけでなく、歯並びのための口腔機能のチェックや生活習慣の改善点の指導を行っている。

また、介護が必要な患者には、無料送迎や往診にも対応。高齢者の認知症予防のため、舌圧や誤嚥の検査や、誤嚥性肺炎防止・自立支援の一環で口腔ケアやリハビリを行うなど、老年歯科治療にも力を入れている。

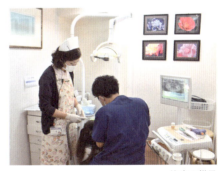
治療の様子

**歯科医からのアドバイス**　歯科治療は多くの苦痛を伴うため、定期的なチェックやメンテナンスを受けながら早めのケアが大切です。生活習慣や加齢に伴う口腔内の変化は、全身に深く関係します。健康な歯で、笑顔で食事が食べられることは、健康の基本です。

# 野村歯科医院

メンテナンスを重視した明るいチーム医療を提供

**得意分野**: 歯周病、歯内療法、インプラント、審美

**野村 俊夫 院長**

🏠 広島市安芸区矢野南1-17-11
☎ 082-888-8188

- 診療時間： 9:30〜13:00 ／ 14:30〜20:00
  （水曜は18:00、土曜は17:00まで）
- 休診日： 木曜午後、日曜、祝日
- 駐車場： 10台
- HP： あり
- スタッフ： 歯科医師2人、歯科衛生士7人、受付1人
- 主な機器： コンビームCT併用パノラマ機、マイクロスコープ、高圧蒸気滅菌機、デジタルX線、レーザー、ガス滅菌など

1959年安芸郡府中町生まれ。1983年日本大学松戸歯学部卒業。同大学口腔診断学教室入局、助手を経て、1995年同院開院。2011年医療法人社団俊美会設立。O.A.M先進インプラント認定医。日本歯周病学会。日本臨床歯周病学会。日本歯内療法学会、日本歯科東洋医学会。

## ●メンテナンスを重視したチーム医療

　歯周病治療を重点に置きながら、一度治療した歯を長く使えるように、歯の土台を徹底的に治療する歯内療法を行っている。そして、「治療が終わった後からがスタート」をモットーに、メンテナンスを重視した治療を提供。患者の約半数が、メンテナンスに訪れる人だという。

　同院は歯科助手をおかず、国家資格を有する歯科衛生士（7人）が常駐。連携の取れたチーム医療で、より良い口腔内環境維持のサポートに努めている。衛生面も徹底しており、紙コップやエプロンは使い捨てのディスポ用品を使用。高圧に不向きなプラスチックやゴム製品については、中性電解水で消毒した後にガス滅菌を行っている。

広島市安芸区

## ●丁寧なヒアリングで治療の選択肢を詳しく紹介

治療では、まず専用のカウンセリングルームで、じっくり患者の希望や不安を聞いて心情を理解する。口腔内の状態を画像で確認しながら、自由診療も含む治療の選択肢と、それぞれの特徴を詳しく紹介し、現状から将来のリスクまできちんと説明した上で、治療をスタートしている。

麻酔などの痛みを伴う治療には、東洋医学を用いたツボ刺激治療を導入。痛みを和らげ、リラックスするツボを刺激しながら歯の治療をすることで、患者の恐怖心を緩和している。

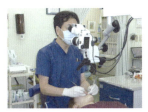

マイクロスコープを使った高精度の治療を提供

## ●明るい雰囲気のもと先進技術で患者に寄り添う

根管治療には、最先端のマイクロスコープを使用して精度の高い治療を行っており、インプラントでは、先進技術である骨部分への処置にも対応。正しい歯磨きと定期健診を行うことで、歯周病と同様にメンテナンスにも配慮している。また、治療前には必ずメリット・デメリットを説明。入れ歯やブリッジなどほかの選択肢も提案し、患者が納得した方法で治療を進めている。

また、歯科衛生士の技術力向上のため、東京から定期的に講師を呼んで院内講習会を開催。「スタッフが優秀なので、院内の雰囲気もとても良いんですよ」と野村院長は話す。

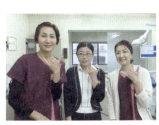
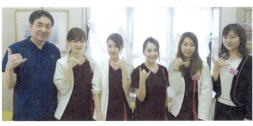

「明るい雰囲気で治療を行っています」

**歯科医からのアドバイス** 歯は治療が終わった後が肝心です。一生涯、自分の歯でおいしく食事を取るためにも、歯科衛生士による定期的なケアを受けることが大切です。痛くないときこそ、歯医者に行く習慣を付けてください。

廿日市市串戸

一般歯科・歯科口腔外科

難治症例にも対応する口腔外科治療の専門施設

# 奥井歯科医院

**得意分野**
歯周病、歯内療法、インプラント、口腔外科

奥井 寛 院長　　奥井 岳 副院長

🏠 廿日市市串戸2-16-2
☎ 0829-32-8188

- 診療時間：9:00～13:00 ／ 14:30～19:00
  （土曜は9:00～17:00）
- 休診日：日曜、祝日
- 駐車場：14台
- HP：なし
- スタッフ：歯科医師3人（代診含む）、歯科衛生士6人、受付2人
- 主な機器：高圧蒸気滅菌器、デジタルX線、CT、レーザー、ガス滅菌器、酸素吸入器、血液検査機、バイタルモニター

おくい・かん。1948年兵庫県洲本市生まれ。1972年大阪歯科大学卒業。大阪大学歯学部第一口腔外科副手、広島大学歯学部第二口腔外科助手などを経て1987年同院開院。歯学博士。

おくい・がく。1980年広島市生まれ。2007年福岡歯科大学卒業。2012広島大学大学院医歯薬学総合研究科（口腔外科学教室）修了。同大学口腔顎顔面再建外科などを経て、2015年4月より現職。

## ●歯を長く元気な状態で残すために

患者の希望に添った治療を行い、歯を長く元気な状態で残すことに、最も力を注いでいる。

　むし歯の場合、「治療をし過ぎると将来的に悪化しやすくなる」という考え方のもと、すでにかなり進行している場合を除けば、なるべく「削らない・埋めない」治療を心がけている。患者には、大型モニターに映し出したレントゲン写真を見てもらいながら、丁寧に症状の説明を行っている。

## ●幅広い口腔外科治療に精通

親子の寛院長・岳副院長と代診の医師の3人体制で、インプラントや矯正

など幅広い治療を行っている。3人がそれぞれ治療への専門性が高く（院長／口腔外科、副院長／口腔外科、代診／予防歯科）、治療方針の決定が的確で円滑な治療が可能だ。

同院は特に口腔外科に精通。歯と歯ぐき周辺の膿（うみ）や腫（は）れを伴う疾患（歯根嚢胞（しこんのうほう）、歯肉膿瘍（のうよう）、歯槽骨（しそうこつ）周囲の膿瘍など）について、他医院から多数の紹介があるため、口腔外科関連の手術に対応できる最新の機器を揃えている。

また、大学病院など総合病院との連携も緊密で、腫瘍（しゅよう）など難治症例の診断・治療で必要があれば紹介も行う。顎関節症の治療や埋まった親知らずの抜歯も数多く手がけている。

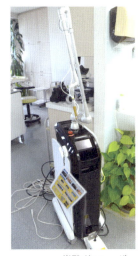

炭酸ガスレーザー
（体に負担の少ない治療装置）

## ●予防治療から生活習慣の改善まで

歯周病治療では、歯科衛生士による歯磨き指導や歯間ブラシの使用の指導などを徹底し、専門的に口の中の清掃を行うことで歯周病を安定的に防ぐ。親知らずの場合でも、日常の歯磨きが行き届いている場合は、なるべく抜かない治療を心がけている。

また、噛み締めや歯ぎしりで歯の磨耗や顎関節症（がくかんせつ）の症状が進行している場合には、痛みの場所や程度から原因を追究。マウスピースの装着や、服薬による治療を行う。一方で、顎（あご）や周辺の筋肉を休めるなど、生活習慣の見直しや改善についても患者に促している。

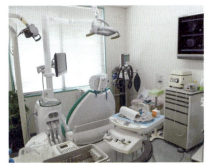

治療台

**歯科医からのアドバイス**
口の中の痛みに限らず、口の周りの違和感や痛みを感じた場合は、早めに診察を受けるようにしましょう。痛みの原因を探ることからあらゆる治療法を検討し、完治への可能性を広げていきます。

安芸郡府中町

一般歯科・口腔外科・小児歯科

**負担が少ない小児矯正とよく噛める部分入れ歯に自信**

# くらた歯科医院

**倉田 昌典** 院長

**得意分野**
歯周治療、入れ歯、矯正、インプラントまで歯科全般に精通

🏠 安芸郡府中町浜田1-3-16-202
📞 082-288-8855

- 🕐 診療時間：9:00～12:30／14:30～19:30
  （火曜午後は18:30まで）
- 休診日：木・土曜午後、日曜、祝日
- 🚗 駐車場：4台
- HP：あり
- スタッフ：歯科医師1人、歯科衛生士4人、歯科助手1人、受付1人
- 主な機器：マイクロスコープ、位相差顕微鏡、エルビウムレーザー、炭酸ガスレーザー、ダイアグノデント、CAD-CAM（セレックシステム）、口腔外バキューム

1965年安芸郡府中町生まれ。1990年朝日大学歯学部卒業。京都大学生体医療工学研究センター研究生、開業医勤務などを経て、1995年同院開院。アンチエイジング歯科学会認定医。歯列育成研究会。床矯正研究会。国際機能矯正臨床研究会（IFOCS）。国際歯周内科学研究会など。

## ●最新の選択肢を提供して安心の治療を行う

　モットーは、「丁寧な基本治療を踏まえた上で、常に最新の選択肢が提供できる治療」。倉田院長は、各種勉強会に積極的に参加し、最新の動向を勉強する努力を怠らず、「できるだけ歯を削らず、痛くなく、自分や家族が受けたい治療を患者さんに提供する」ことを心がけている。

　患者は、地域住民を中心に、西区や安佐北区、東区、三次市など近隣の市町からも来院し、小児から90歳代の高齢者まで幅広い。診療では、歯周病治療や歯周病管理、局部床義歯（部分入れ歯）、小児矯正などが多く、以前はインプラント治療を希望するような症例でも、最近は入れ歯の希望が多くなったという。患者の要望に応えるための選択肢を複数用意し、希望する治療を優先。スタッフからの丁寧な治療説明と治療相談は、分かりやすく話がしやすいと好評である。

安芸郡府中町

## ●安価で負担の少ない小児矯正に精通

独自の小児矯正治療に、「ネオキャップ・ビムラー矯正」がある。国際機能矯正臨床研究会（IFOCS）の公式認定（県内で3医院のみ）を受ける医院のみが提供可能で、ネオキャップ（取り外しのできない装置）とビムラー（取り外しができる装置）を併用する。

この治療は、小学1、2年生頃から治療を開始するシステムで、歯の表面に矯正装置を付けずに歯並びを整えるもの。歯を動かす装置のビムラーは上下一体になっており、上顎・下顎をバランス良く同時に治療が可能。取り外しができるため、一般の装置と比べて口腔ケアがしやすく、むし歯の心配も少ない。保険適用外だが、治療費は従来の矯正料金の3分の2程度で、子どもたちの日常生活での負担や不便を軽減する、新しいシステムとして注目されている。

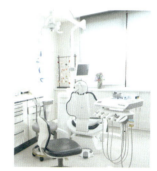

治療台

## ●高齢患者から好評な最新式入れ歯を提供

高齢者に口コミで支持されているのが、最新式のノンクラスプ義歯（保険適用外）。「軽い着け心地でよく噛め、食事が楽しめるようになった」と評判が高い。

また、セラミックの修復物を短時間で作れるCAD-CAM（セレックシステム）を導入。金属を使わずオールセラミックで作製する被せ物や、ダイレクトボンディング（むし歯の詰め物に金属以外の素材を充填）などの治療も提供している。

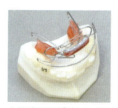 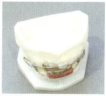

小児矯正治療「ビムラー矯正」／下顎のみ(左)、上下型(右)

> **歯科医からのアドバイス**
> 昔から、「口は災いのもと」といいます。病も口からだったようです。口腔内の細菌や歯周病からの炎症性物質が、全身の疾患に影響を与えることが分かっています。定期的なメンテナンスで歯周病を防ぎ、細菌や炎症性物質を血管に入れないことが大切です。

安芸郡府中町 ／ 一般歯科・小児歯科

むし歯や歯周病の患者ゼロの歯医者をめざして予防歯科に尽力

# 野村歯科医院

**得意分野**
歯周病、義歯（入れ歯）、インプラント

野村 昌利 院長　野村 周平 歯科医師
中尾 裕子 歯科医師

🏠 安芸郡府中町鶴江 2-12-11
☎ 082-284-3232

- 診療時間：9:00～13:00／14:30～19:00（木曜・土曜は 14:00 まで）
- 休診日：日曜、祝日
- 駐車場：8台
- HP：あり
- スタッフ：歯科医師3人（うち2人は非常勤）、歯科衛生士6人、受付1人
- 主な機器：高圧蒸気滅菌器、デジタルX線、炭酸ガスレーザー、デジタル位相差顕微鏡、口腔外バキューム、心電図計測器

のむら・まさとし。1956年安芸郡府中町生まれ。1982年日本大学松戸歯学部卒業、同大学口腔診断学教室入局、銚子市立病院歯科勤を経て、1987年同院開院。日本歯周病学会。

のむら・しゅうへい。2012年福岡歯科大学歯学部卒業。2013年広島大学歯科研修医終了。2016年より現職（非常勤）。歯周病認定医資格取得中（東京若林医院勤務）。

なかお・ゆうこ。2012年福岡歯科大学卒業、2013年広島大学病院矯正歯科入局。2017年同博士課程修了。広島大学病院矯正歯科診療医。2017年より現職（非常勤）。

## ●「予防のために来院してもらいたい」

　野村院長は、「歯の健康な方に予防のために来院してもらいたい」とのモットーのもと、完治後の予防歯科に力を注いでいる。
　また、「治療が済んでも終わりじゃなく、そこからがスタート」との思いから、特設のカウンセリングルームで、口腔内写真や治療法を解説した映像を見ながら患者に丁寧に説明を行い、予防歯科を啓発。こうした、インフォー

ムドコンセント（説明と同意）を重視した治療に定評がある。

同院は住宅街にあるため、親子または三世代での来院もあり、人間関係を大切にした治療が地域に根付いている。

### ●患者ごとにむし歯・歯周病の原因を把握して予防を行う

初診では、同院専用の生活習慣問診票を使い、患者の生活習慣を詳細に把握。むし歯や歯周病になった原因を探っていく。そして、患者の口腔内のプラークを採取し、それを画面上で見ることで、むし歯と歯周病の因果関係が理解できるため、完治後の長期的な予防へのモチベーションにつながる。

同院に来院するほとんどの患者は、歯の健康維持のためにメンテナンスに訪れており、受付・歯科衛生士・歯科医師が一丸となって、きめ細やかにむし歯や歯周病の予防に取り組んでいる。

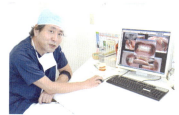

画像を見せながら丁寧に説明を行っている

### ●健康な人が集まる歯科医院をめざして

矯正歯科では、月2回、広島大学から矯正医が来院して対応。インプラントやブリッジ、入れ歯においても高い専門性があり、治療のメリット・デメリットを詳しく解説して治療を行う。

また、スタッフ教育も行き届いており、質の高いデンタルケアとホスピタリティを提供。患者に予防を意識してもらいながら、健康な人が集まる歯科医院をめざし、2〜3か月ごとのメンテナンスに力を注いでいる。

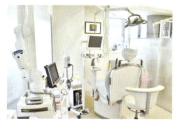

治療台

> **歯科医からのアドバイス**
> 当院は歯周病予防を中心に診療しています。むし歯・歯周病の原因や治療法、全身疾患との関係を含め、映像や資料から解説しています。治療が終わった後こそ大事で、メンテナンスの際に行う歯科衛生士のクリーニングは、本当に気持ちが良いです。

安芸郡府中町

安芸郡海田町 一般歯科

## 二神歯科医院

幅広く精通する診療で患者が頼りにするかかりつけ歯科医

**得意分野**
歯内療法、歯周病、入れ歯、インプラント、予防歯科

**二神 正文 院長**

🏠 安芸郡海田町成本11-27-102
☎ 082-822-5510

- 🕐 診療時間：9:00～12:00 ／ 14:00～18:00
　（土曜午後は13:00～15:00）
- 休診日：木曜午後、日曜、祝日
- 駐車場：6台
- HP：なし
- スタッフ：歯科医師1人、歯科衛生士3人、歯科助手1人、受付1人
- 主な機器：高圧蒸気滅菌器、CT、デジタルX線、口腔内カメラ、エンド用拡大器、レーザー、ガス滅菌器、往診用歯科ユニット

1959年広島市生まれ。1983年福岡歯科大学卒業後、広島大学歯学部第一保存科入局。公立みつぎ総合病院歯科勤務を経て、1988年同院開院。日本歯科保存学会、安芸歯科医師会。

## ●患者の希望を第一に考えた治療を提供

　治療方針は、「患者の希望を第一に考えた治療」を行うこと。多忙な患者には、まずは不具合の早期治療を優先。トータル的な治療を希望する患者には、治療計画を立て、期間や金額などを案内して検討を依頼している。

　治療の基本は、「良好な歯周と噛み合わせの確立」をすること。訪問診療も行っており、ほとんどの治療が在宅で可能な可動式歯科用ユニットを、10年前から導入。時間外診療にも対応しており、地域の頼れるかかりつけ歯科医院を自負する。また、隣接する「くるしま内科循環器クリニック」と連携し、糖尿病や脳卒中患者の治療も引き受けている。

　患者は、親子で通う近隣の住民が多く、船越町や熊野町からも来院。中には、山口県から訪れる患者もいるという。

### ●調整の少ない精密な義歯が好評

調整が少ないと評判の義歯(ぎし)の依頼が多い。それぞれの工程を大切にし、噛み合わせを丁寧に考慮して義歯を製作。型の段階でしっかり調整し、本番の作成に入る。また、他院で作製した合わない入れ歯の調整にも対応している。

入れ歯は、ノンクラスプデンチャー（金属が見えない義歯、保険外）が人気。さらに、スポーツ用や歯ぎしり改善用、顎(あご)の痛み・顎関節症(がくかんせつ)の治療用など、さまざまな用途のマウスピースも作成している。インプラント治療については、CTやX線により、全身状態などを事前診査した後、患者と相談した上で行っている。

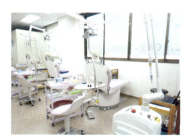
ゆとりのある治療室

### ●拠点病院で行われる外科治療なども精通

主に拠点病院で行われる歯周外科や、埋伏歯抜歯などについて正確・迅速に対応。さらに、ストレスの少ないエンド用拡大器による根管治療や、最新式のホワイトニングも提供する。このほか、衛生士によるPMTC（歯のクリーニング）中の歯磨き指導も好評。

また、医院全体の指導力が買われ、歯科衛生士学校実習生を年間約6人受け入れている。二神院長は、特定の会派には所属していないものの、さまざまな治療の勉強会に参加し、新しい知識や治療法などの見識を広げている。

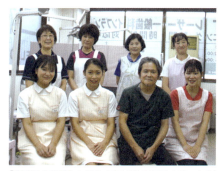
「実習生を指導しながら、明るく治療に励んでいます」

> **歯科医からのアドバイス**　全身疾患と歯科は関係が深く、中でも歯周病は密接に関係しています。歯ぐきの細菌が全身に回らないように、歯周病のメンテナンスや治療が大切です。

安芸郡海田町

安芸郡熊野町

矯正歯科・小児歯科・一般歯科

矯正から一般治療まで地域の心強い歯科クリニック

# 山野歯科医院

**得意分野**
歯科矯正治療、歯周外科
（委託専門医が来院）

**山野 亮介** 理事長

🏠 安芸郡熊野町貴船 18-18
📞 082-854-1139

- 診療時間：9:00～12:00／14:00～18:30
- 休診日：木曜午後・土曜午後、日曜、祝日
- 駐車場：4台
- HP：なし（準備中）
- スタッフ：歯科医師2人、歯科衛生士1人、受付兼助手1人
- 主な機器：高圧蒸気滅菌器、デジタルX線、セファロ、オルソパントモ、口腔内カメラ、CO2レーザー、歯科麻酔用電動注射筒、ガス滅菌器

1969年広島市生まれ。1994年大阪歯科大学卒業。1999年広島大学大学院（歯科矯正学）修了。同大学歯科矯正学講座助手、開業医勤務などを経て、2002年同院着任。2010年より現職。歯学博士。安芸歯科医師会理事、広島県警察歯科医会委員、熊野第三小学校歯科医。

## ●「何でもできる矯正歯科医」として地域に貢献

　山野理事長の治療方針は、「何でもできる矯正歯科医」。矯正歯科医の認定資格は持たないものの、矯正歯科治療を十分に学んでいる本格派で、先代の理事長は、広島大学歯学部で矯正歯科を立ち上げた1人だという。

　患者は地域住民を中心に、呉市焼山や安芸区矢野などから訪れる。年齢層は2歳から90歳代までと幅広く、車椅子での診療も可能。理事長は、提携する広島県（2か所）・京都府（1か所）の一般歯科医院に月1回訪問して、矯正治療を行っている。矯正歯科の外部ドクターは、都市部では当たり前になりつつあり、自前の建物を持たずにフリーで活動する矯正歯科医師もいるという。

安芸郡熊野町

## ●安価で専門的な矯正治療から一般治療まで対応

来院患者の疾患は、歯周病が7割で、不正咬合の治療も多い。同院では、これまで1000人以上に矯正治療を行ってきた。基本的に、矯正歯科専門医院では一般歯科治療は行わないが、同院は例外。矯正に関する相談も、一般治療中に無料で気軽にでき、セカンドオピニオンとして活用しやすい。

一般的に、矯正歯科専門医院の治療費は高く、出張医師を依頼すれば費用が上乗せされるが、同院は、安価で気軽に専門医院同等の矯正歯科治療が受けられることも魅力。治療全般では、患者が望む治療を優先しており、矯正治療の患者の年代ごとのデータを分析し、噛み合わせなどの参考にしている。

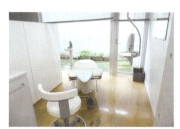
開放感のある治療スペース

## ●「どんなことでも前もって伝える」

患者には、「どんなことでも前もって伝える」ことを徹底。小児歯科であれば、親に当日の治療内容や、起こりうる症状や影響を説明する。スタッフには、診断以外は全てできるよう、知識や技術を磨いて丁寧な対応を促している。

広島大学病院や呉共済病院、マツダ病院などと連携し、親知らずの抜歯や外科手術を伴う顎変形症、インプラントを依頼。歯周外科治療は、土井ファミリー歯科医院(広島市安佐南区)の歯科医師が来院して対応するなど、手術を伴う一般治療は、外部の精通する医師に依頼している。

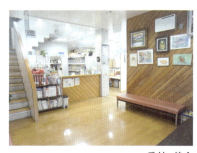
受付・待合

> **歯科医からのアドバイス**
> 小学生の半数は歯並びや噛み合わせに異常があり、大人の歯に生え変わるときに悪化することがほとんどです。これは、将来のむし歯や歯周病に重大な悪影響を及ぼします。ぜひ一度、歯並びと噛み合わせのチェックを受けてみてください。

呉市吉浦中町

一般歯科・歯科口腔外科・矯正歯科

休日も往診に対応！家族のように地域に寄り添うホームデンティスト

# 亀本歯科クリニック

**得意分野**
歯周病、歯内療法、口腔外科、補てつ（入れ歯）、審美歯科、小児歯科

亀本 興紀 院長　　亀本 興祐 副院長
髙島 有紀子 歯科医師　　髙島 信彦 歯科医師

🏠 呉市吉浦中町1-4-1
☎ 0823-31-0118

- 診療時間：9:30～12:30／15:00～19:00
- 休診日：木曜、日曜、祝日（往診は休みなし）
- 駐車場：8台
- HP：あり
- スタッフ：歯科医師5人（うち非常勤2人）、歯科衛生士7人、歯科助手2人、受付1人
- 主な機器：高圧蒸気滅菌器、デジタルX線、口腔内カメラ、レーザー、フェリオテスト、口腔内バキューム

かめもと・おきのり。1965年東京歯科大学卒業。広大附属病院歯科口腔外科勤務を経て、1968年同院着任。2005年広島県歯科医師連盟理事。2003年広島県教育委員会、2006年広島県知事、2011年文部科学大臣よりそれぞれ表彰。

かめもと・こうすけ。2007年松本歯科大学卒業。同大学臨床研修医、開業医勤務などを経て、2015年より現職。日本補綴学会。臨床研修指導歯科医など。

たかしま・ゆきこ。2006年松本歯科大学卒業。同大学臨床研修医、同補綴学第一講座勤務などを経て、2008年同院着任。日本顎咬合学会認定医。臨床研修指導歯科医。広島歯科医療安全支援機構認定歯科医師など。

たかしま・のぶひこ。2007年松本歯科大学卒業。広島大学臨床研修医、勤務医を経て、2016年同院着任（非常勤）。2019年4月より常勤予定。臨床研修指導歯科医。広島歯科医療安全支援機構認定歯科医師など。

● 「患者様は家族」をモットーにした誠実な診療

「患者様は家族」というモットーのもと、誠実に患者に向き合い、顔の表情を確認しながら治療を行っている。「口腔状態は全身の健康につながる」という観点から、まずは口腔ケアを行い、歯の健全化のために歯周病治療を徹底している。その後、補てつやブリッジなどを行って、入れ歯は最後に検討。また、矯正歯科では広島大学の専門医と連携して治療を行っている。

## ●地域包括ケアで高齢患者の診療に対応

高齢社会に対応するため、デイサービスセンターを1998年に開設し、施設利用後の診療も行っている。また、特別養護老人ホームや病院を中心に、「口腔ケアステーション」として口腔ケアと訪問診療に力を入れており、日曜祝日も対応。

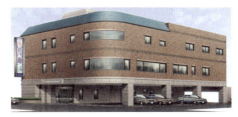

亀本ビル／全館バリアフリーで福祉サービスを提供

高齢者の診療では、睡眠時の誤嚥性肺炎や、顎関節症、舌がん、歯肉がんなどの難治症例にも対応。2019年4月から常勤となる髙島信彦歯科医師は、入れ歯や摂食嚥下を専門としており、食事の飲み込み方や飲み込みやすい食事形態などを提案し、今後も総合病院と連携して治療を進めていく方針だという。

## ●インフォームドコンセントで患者に合わせた治療計画

院長が訪問診療と口腔外科、興祐副院長が一般歯科やブリッジ・さし歯、有紀子医師が入れ歯や審美歯科と、症状に合わせて専門の医師が治療にあたっている。

初診では、全ての歯の症状を把握するため、インフォームドコンセント（説明と同意）を採用し、患者ごとの治療計画書を作成。1本のむし歯でもさまざまな治療法を提示でき、患者はその中から、自分の意思で治療法を決定できる。治療後の意思の相違がないよう、計画書を手渡すなどの徹底も行われている。

治療の際の型取りなども、歯科衛生士ではなく医師自らが行うなど、患者と接する中で、コミュニケーションを重視した治療に尽力している。

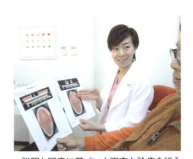

説明と同意に基づいた丁寧な診療を行う

**歯科医からのアドバイス**　むし歯が進んでいても治療法は一通りではなく、さまざまな方法があります。当院では、それらをお互いに共有しながら治療を行っています。子どもや女性で歯科恐怖症の方には女医が診察しますので、安心して治療に臨んでいただけます。

呉市阿賀北 一般歯科・小児歯科

専門医による歯周病治療と最適な噛み合わせを実現

# 記念歯科

**得意分野**
歯周病、歯内療法、インプラント、義歯　矯正

栗原 孝幸 理事長　栗原 直士 副理事長
栗原 靖之 歯科医師

呉市阿賀北9-8-15
☎ 0823-76-6464

- 診療時間：9:00〜12:00／14:00〜18:00
- 休診日：木曜午後、第2・4土曜、日曜、祝日
- 駐車場：14台
- HP：あり
- スタッフ：歯科医師3人、歯科衛生士5人、歯科助手4人、受付1人
- 主な機器：口腔内カメラ、高圧蒸気滅菌器、デジタルX線、CT、顎運動記録装置シロナソグラフ、足圧バランス測定フットグラフ

くりはら・たかゆき。1974年呉市生まれ。2001年福岡歯科大学卒業、福岡歯科大学口腔治療学講座歯周病科入局。2008年同院着任。歯学博士。日本歯周病学会歯周病専門医。

くりはら・なおじ。1978年呉市生まれ。2007年奥羽大学歯学部卒業。2008年奥羽大学歯学部臨床研修終了後、同院着任。介護支援専門員資格。

くりはら・やすゆき。1970年九州歯科大学卒業、同年広島大学歯科補綴学第Ⅱ講座入局。呉記念クリニック勤務後、2002年同院開院。歯学博士。

## ●「患者は家族」の思いで「自分がされたい治療」を行う

「患者は家族」という思いを念頭に、医師として「自分がされたい治療をすること」をモットーにしている。在籍する医師3人は親子で、お互いが協力しながら歯周外科をはじめ、インプラントや矯正、訪問診療を行う。

患者に安心してもらうため、「話をよく聞く」「幅広い知識と経験を得られるよう研さんする」「常に技術を磨く」の三つをめざし、スタッフにも勉強会や研修会の積極的な参加を促している。

## ●包括的な歯周病治療や抜かない小児矯正を提供

同院では歯周病の難治症例が多く、メンテナンスや手術も数多く行っている。歯周病は生活習慣と密接な関係があることから、生活習慣問診表で得られる患者のデータと対話を基に、患者各々に適した治療法に導く。そして、まず患者に歯磨きの習慣を付けてもらい、患部の健全化を図ることから始める。

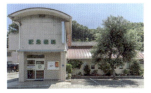
外観

抜かずに保存することが難しいと思われるような歯でも、最初から抜歯するのではなく、原因の感染源を取り除いて歯周病治療で最善を尽くし、必要があれば歯周外科手術を行う。その際、希望があればリグロスやエムドゲイン（タンパク質の一種を歯根の表面に塗布）を使い、失われた歯槽骨（しそうこつ）の再生を促す再生療法も行っている。

このように、同院では患者の状況を診ながら、歯を多く残すことを考えた計画を提案する。歯を長期的に保存するために、インプラントや矯正などを選択することもあり、包括的な治療を行うのが特徴である。

## ●多角的な分析で最適な噛み合わせを実現

栗原院長は、最適な噛み合わせを実現するため、体の傾きや姿勢などの多くの項目をチェックし、治療に役立てている。

また、日頃の食事の際に左右の噛み合わせの片寄りや噛み癖もあるため、生活指導にも尽力。睡眠時にマウスピースを付けて顎の位置に安定させるなど、最適な噛み合わせを実現するため、多角的な分析から治療を提供している。

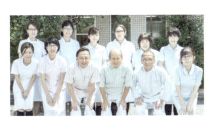
「スタッフ一同で自分がされたい治療を丁寧に行っています」

> **歯科医からのアドバイス**
> 食事は、意識して「噛もう」と思って食べているのではなく、無意識の動作です。噛み合わせが悪いとストレスの原因にもなりかねません。また、歯周病は、痛みなく進行して症状が出たときには手遅れということも少なくありません。早めの治療を心がけましょう。

呉市広大新開 一般歯科・歯科口腔外科・小児歯科

自然治癒力を生かした治療に定評

# 歯科医院 スマイルライン

**得意分野**
予防歯科、小児歯科、歯並び育成、睡眠時無呼吸症候群

## 宮田 秀政 院長

呉市広大新開 1-3-9
0823-70-0707

- 診療時間：9:00～12:00／14:00～18:00
- 休診日：木曜、日曜、祝日
- 駐車場：5台
- HP：なし
- スタッフ：歯科医師2人、歯科衛生士2人、歯科助手6人
- 主な機器：歯科用CT、デジタルX線、デジタルセファロ、レーザー、高圧蒸気滅菌器（クラトロケアプラス）、舌圧計、口腔外吸引器、唾液測定器、EO水器、創生水器、ランパマスク、バイオブロック製造装置（JACG 顎顔面育成研究会／現代人の上顎顔面成長を支援する、口腔内装置と顎外牽引装置による治療）

1964年岡山市生まれ。1988年広島大学歯学部卒業。2015年広島大学医歯薬保健学大学院入学。口腔外科学会。歯科東洋医学会。小児歯科学会。お口の健康ネットワーク。国際色彩診断治療研究会など（写真右側／夫人の孝子副院長）。

## ●家族に接する思いで包括的な治療を心がける

　宮田院長をはじめスタッフ全員が、「患者さんがもし自分や家族だったら、どんな治療を受けたいか」を考えながら治療を進めている。正確な症状とその原因を把握するため、まずは歯に影響がありそうな生活習慣・環境などをヒアリングして、患者の心を開いていく。

　また、院長は2015年から大学院に通い、薬剤師・看護師・歯科衛生士など、さまざまな立場の医療関係者と医療倫理を学び、その知識を踏まえて倫理包括的（ホリスティック）な医療を心がけている。

呉市広大新開

## ●自然治癒力を最大限に生かす

　東洋医学的な見地と、大学院で学んだ脳科学の見地から、もともと人間に備わっている自然治癒力を、最大限生かして行う歯列の育成に定評がある。「元気な顔に育てる」という言葉を用いて、患者の活力や性格を踏まえたトータルな矯正をめざしている。また、口腔や歯の状態は心身の状態と関わりが深いことから、アロマやお灸、色で心を落ち着かせるカラー治療（松山市の加島先生考案）、足湯などを行う。

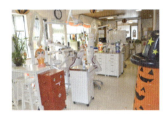

治療室の様子

　心理面の影響が出やすい小児歯科では、院内にキャラクターを配置し、「最初は治療が進まなくて当然」という見解から、心を開くことから始める。そして、定期検診を勧めながら、むし歯を治療し、歯並びを整え、食習慣や家庭環境に起因する部分から生活改善を図っている。

## ●日常生活から睡眠時無呼吸症候群を改善

　睡眠時無呼吸症候群の治療では、個人の上顎（うわあご）の狭さや、頭蓋（とうがい）と上顎の形状が気道へどう影響しているかを最初に診察。特に、スマートフォンを長時間凝視したり、心理的な緊張が続いたりする場合、顔面の前方への成長に悪影響を及ぼすため、日常生活について詳しく聞いている。

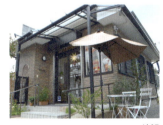

外観

　現代人は、夜間は無呼吸、日中は低呼吸や緊張による口呼吸を無意識に繰り返す場合がある。そのため、骨格の形態改善を行いながら、筋肉の異常緊張やそれらによる癖などを、時間をかけて丁寧に治療している。

> **歯科医からのアドバイス**
> よく遊び、よく笑い、よく食べて、元気な体と歯を保ちましょう。歯医者は「怖い」「痛い」というイメージがありますが、痛みの少ない治療を心がけています。1、2歳くらいからの、早めの「歯医者さんデビュー」をお勧めします。

呉市広古新開 / 一般歯科・小児歯科

## 歯にやさしく負担や怖さを感じさせない治療に尽力

# なないろ歯科クリニック

**得意分野**：歯周病、小児全般、予防歯科

佐々木 博昭 院長　佐々木 裕美 副院長

呉市広古新開7-24-3-201
☎ 0120-15-7716（イコー ナナイロ）

- 診療時間：9:00〜12:30／14:30〜19:00（土曜午後は14:00〜17:00）
- 休診日：木曜午後、日曜、祝日
- 駐車場：共用駐車場（約20台）
- HP：あり
- スタッフ：歯科医師2人、歯科衛生士7人、歯科助手1人、受付2人
- 主な機器：高圧蒸気滅菌器（オートクレーブ）、プチクレーブ、デジタル口腔内カメラ、ソニックスケーラー、炭酸ガスレーザー、ガス滅菌器

ささき・ひろあき。1980年安芸郡府中町生まれ。1999年修道高校卒業、広島大学歯学部入学。2005年卒業。開業医（歯科口腔外科など）勤務を経て、2013年同院開院。

ささき・ゆみ。1980年呉市生まれ。1999年広島大学附属高校卒業、広島大学歯学部入学。2005年広島大学歯学部卒業。開業医勤務を経て、2013年より現職。

## ●安心してもらえる治療に最大限に配慮

「できるだけ削る、抜くなどをせず、歯へのダメージを最小限にして健康な歯質を残すこと」をモットーにしている。例えば、麻酔では注射を温めてから行い、針も極細のもので痛みの緩和に努めて、なるべく患者に負担がかからないよう心がける。

同院は、新興住宅街の中にある医院のため、患者は若い夫婦の世帯が多い。また、院長・副院長夫婦を含めてスタッフにも子育て中の人が多いため、小さな子どもの接し方に慣れており、院内にはさまざまな配慮が施されている。待合室のほか、治療室（5部屋）のうち2部屋にキッズスペースを設置して

いるため、患者は子どもを見ながら安心して治療を受けられる。

治療室は、全て個室か半個室のプライベートが保たれた設計。テレビを視聴しながら治療が受けられるなど、居心地の良さに最大限配慮している。

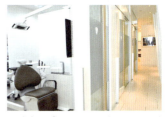

院内はプライバシーが保たれた設計

## ●自然な会話から「痛い・怖い」を取り除く

患者の意思を治療に反映させるため、記入しやすい問診表を使って、自然な会話の中から治療方針を決定し、共有する。初診では、急性症状がなければ歯石取りから始め、「怖い・痛い」という先入観を取り除いてから治療に入っている。

小児患者には、「やさしく治療してあげたい」との思いから、女性スタッフが専門で行い、怖さを感じさせず痛みの少ない治療に徹する。また、治療器具は、患者ごとに滅菌パックされたものを使用しており、安全衛生面にも細心の注意を払っている。

## ●3か月に一度の定期健診を重視

治療では基本的に保険適用内を重視しているが、希望があればセラミックでの補てつやホワイトニングなど、審美的な治療にも対応。

予防歯科にも力を入れており、3か月に一度の定期健診を重視し、国家資格のある歯科衛生士が約1時間かけて、患者一人ひとりに合った歯のクリーニングを丁寧に行っている。また、むし歯予防の観点から歯のフッ素塗布も積極的に行っている。

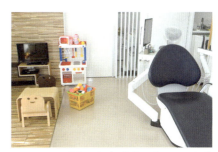

子どものそばで治療が受けられる個室

**歯科医からのアドバイス**　むし歯や歯周病の治療が終わったら、それで全て終わりではなく、その後の継続的なメンテナンス（定期健診）が一番大切です。定期的に美容室に行くような感覚で、気軽に歯石取りに通ってもらえるような歯科医院をめざしています。

呉市中通 / 一般歯科・小児歯科

患者の気持ちに向き合った治療を心がける

# にいたにクリニック 歯科・小児歯科

**得意分野**
歯周病、小児歯科

## 仁井谷 幸 歯科医師

🏠 呉市中通2-8-18-2F
☎ 0823-27-8580

| | |
|---|---|
| 診療時間 | 9:00～12:30／14:30～18:00<br>(土曜は9:00～13:00) |
| 休診日 | 日曜、祝日 |
| 駐車場 | 18台<br>(満車の場合は近隣駐車場の駐車割引あり) |
| HP | あり |
| スタッフ | 歯科医師1人、歯科衛生士2人、歯科助手・受付1人 |
| 主な機器 | 高圧蒸気滅菌器、口腔内カメラ、デジタルX線、CT、エルビウムヤグ(Er：YAG)レーザー、舌圧測定器、訪問診療用ポータブルユニット |

日本大学歯学部卒業。広島大学大学院医歯薬学総合研究科歯周病態学分野修了。歯学博士。広島大学病院歯周診療科助教、広島市内開業医勤務を経て、2014年同院開院。日本歯周病学会。日本歯科保存学会。

## ●同ビル内の医科連携で包括診療が可能

モットーは、「丁寧な診察」を行うこと。仁井谷歯科医師は、「回数をかけてでも丁寧に患者さんと向き合って、一人ひとりに合った治療をしていきたいです」と話す。

同院は2014年4月に、医療介護複合施設内(にいたにクリニック)の歯科として開院。同ビル内の整形外科やリハビリテーション科・皮ふ科と、常に連携を取れる環境にあり、子どもから介護を要する高齢者の口腔ケアまで、患者の多様なニーズに応えるべく、包括的な診療体制を採用している。

## ●ストレスを感じない院内設計や機器が好評

「子どもや車いすの患者が診察台に乗降しやすいように」との配慮から、

全ての診察台にバリアフリー設計を採用。車いすのままストレスなく移動できるよう、受付から診察台に続く通路にも、十分な動線スペースを取っている。「患者さんは、何か一つでもストレスを感じると、通院する気持ちに余裕がなくなります。少しでもリラックスしていただければと思っています」

「患者の気持ちに向き合いたい」という方針は、機器の選択にも貫かれており、レーザーに最新のエルビウムヤグレーザーを導入。従来の歯科治療用レーザーと比べて組織深部への影響が少なく、痛みが少ないのが特徴だという。むし歯治療や歯周炎治療などにも使用され、「キーン」という治療音に萎縮してしまう子どもたちにも好評である。

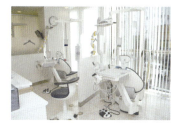

治療台

## ●「地域に密着した診療環境をつくりたい」

診察に使用する機材は、患者の口に触れるデリケートなものであるという認識から、消毒や滅菌に特別な注意を払っている。

また、通院が困難な受診希望者に対しては、自宅で診療が受けられるように訪問診療を導入。ケアマネージャーと連携を取りながらケアプランを確認し、患者が受けているさまざまなサポートと重複しないようにスケジュールを調整する。今後の展望について、「多職種連携を深めて、地域に密着した環境をつくりたいと考えています」と仁井谷医師は話す。

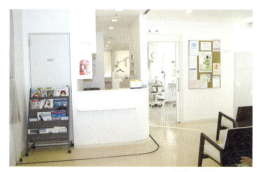

受付・待合スペース

**歯科医からのアドバイス**
患者さんがリラックスして歯の悩みを話していただけるよう、丁寧で明るい雰囲気づくりを心がけています。歯に痛みを感じなくても、3か月に1回は、定期的に歯科を受診することをお勧めします。

呉市吾妻

一般歯科・小児歯科・矯正歯科

最高峰の治療をめざして多分野の治療に対応

# ふかみスマイル歯科

**得意分野**
審美、インプラント、矯正、歯周病、口腔外科

### 鶴井 弘毅 院長

🏠 呉市吾妻2-9-29
☎ 0823-25-5091

- 診療時間： 9:00～12:30／14:00～18:30
  （木曜・土曜午後は16:00まで）
- 休診日： 日曜、祝日
- 駐車場： 7台
- HP： あり
- スタッフ： 歯科医師3人、歯科衛生士4人、歯科助手1人、受付2人
- 主な機器： CTレントゲン、マイクロスコープ、ダイアグデント、バルブテスター、ペリオテスト、咬合器、ピエゾサージェリー、ラバーダム、デンタルプレス、オートクレーブ

1974年呉市生まれ。1999年大阪歯科大学卒業。2000年大阪歯科大学（欠損歯列補綴咬合学講座）入局。2003年深見歯科医院着任。その後医業を継承、2012年より現職。国際インプラント学会認定医。日本顎咬合学会認定医。日本アンチエイジング歯科学会認定医。

## ●歯科医は「患者さんを笑顔にする仕事」

　むし歯治療、補てつ、インプラント、矯正、審美歯科など、あらゆる分野の治療に高いレベルで対応している。鶴井院長は、「歯科医師は歯の治療を通して、患者さんを笑顔にする仕事です。自分の歯を残して長持ちさせることで、生活の質を向上させてほしいです」と話す。

　小児歯科では、「ヨコミネ式教育法」を応用して、子どもが歯医者を好きになる関わりを作っている。また、できるだけ痛みを与えない麻酔注射をしたり、機械の音を抑えたりするなど、患者のことを第一に考えて治療にあたっており、なるべく痛みや不安のない治療に定評がある。

## ●「全てに対応したい」という強い意志を持つ

院長は、「全ての症例に対処したい」という強い意志を持ち、0歳から90歳代まで幅広い年代の治療に対応している。

歯周病の進行がある場合でも、患者が「実歯を残したい」と強い意志がある場合は、歯磨きや定期検診を徹底し、医師と患者の二人三脚で、抜歯せずに保存させる治療を行う。高度な治療を希望する場合は、歯周再生療法などを行い、歯周病にかかっている歯をより良い状態に導く。

歯がない場合は、インプラント治療を積極的に行い、患者の「しっかりと食べたい」という要望に応えている。

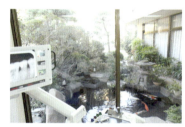
治療室から望める庭

## ●セラミックを使った質と技術の高い治療

近年、食生活の変化から顎が狭小化し、歯列が乱れている子どもが多い。そのため、小児矯正では、乳歯から永久歯へ生え変わる時期を診て、床矯正やワイヤー矯正など、各々の症状に合った治療を行っている。

一般歯科治療では、特に、審美治療に力を入れる。「自分の笑顔にコンプレックスがある」という患者に、質の高いセラミックを使った治療を行うと満足度がより高いという。また、審美性をより高めるため特注品を使っており、さらに、マイクロスコープの精巧な技術で行う治療も患者から好評である。

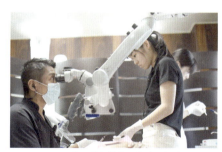
高い質と技術の治療を提供している

> **歯科医からのアドバイス**
> 歯医者さんが「痛い」「怖い」という場所から、笑顔で楽しくなる空間をめざしています。そのために、我々は常に勉強し、最良の治療を学んでいます。お口の健康を通して、患者の皆さまの素晴らしい幸せづくりに貢献します！

呉市焼山

一般歯科・矯正歯科・小児歯科

口腔内の包括的治療で快適さを長く保つ

# やけやま歯科医院

**得意分野** 包括的歯科診療、精密歯科治療

## 國原 崇洋 院長

🏠 呉市焼山桜ケ丘1-3-6
☎ 0823-34-1099

- 診療時間：9:30～12:00／14:00～18:30
- 休診日：月曜（手術患者のみ診療）、日曜
- 駐車場：共用
- HP：あり
- スタッフ：歯科医師2人、歯科衛生士4人、歯科技工士1人、受付兼歯科助手2人
- 主な機器：CT、マイクロスコープ、炭酸ガスレーザー、外科用超音波切削器具、高圧蒸気滅菌器、噛み合わせ診断装置、AED、口腔外バキューム、生体モニター、訪問歯科診療ユニット

1971年福山市生まれ。1996年広島大学歯学部卒業。開業医勤務を経て、1999年同院開院。呉市歯科医師会学術理事。一〇会ベーシックコースインストラクター（包括歯科診療）。日本包括歯科臨床学会。日本顎咬合学会。日本歯周病学会。日本骨粗鬆症学会など。

## ●良い口腔内の状態を保つためリスク排除を徹底

　包括的歯科診療（口腔内の疾患を総合的に判断して、崩壊してしまった噛み合わせを再建）を診療の柱としており、患者が疾患に至った原因と治療方針をしっかり説明して再発を防いでいる。治療後は、良い状態を保つためのリスク排除を患者と共有し、コミュニケーションの際には一方的にならないよう、写真・イラストなどを使いながら理解を深めてもらっている。

　また、他科連携では、整形外科から骨粗しょう症患者の紹介を受ける。骨粗しょう症の治療薬には顎の骨が感染するリスクを伴うものがあり、治療前に細菌の除去などでリスク軽減を図っている。呉市が全国に先駆けて行っている連携医療である。

## ●修復物の適合を考慮した精密歯科治療

緊急を要する処置後に、希望があれば口腔内全体の診査・治療を行っている。その場合は、「快適な口腔内を長期に維持する」というコンセプトのもと、院内技工士とともにマイクロスコープを使用し、治療後の歯磨きなどのホームケアがしやすいように、歯の形態や被せ物の適合に考慮した精密歯科治療を行う。

また、院内技工士による保険適用外の歯は、本物の歯と変わらない出来栄えが好評である。

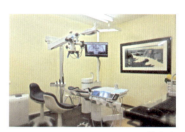
治療室

## ●最新治療と個別ケアで歯周病に対応

特に患者が多い歯周病では、歯の機能回復を図る最新治療(垂直性骨欠損に2017年から保険適用となった薬剤「リグロス®」を使う再生療法)を提供。日常のケアも重視して患者ごとに個別のケア方法の指導を行っており、定期的に口腔内のクリーニングを行うSPT(歯周病安定期治療)も併せて提供している。

また、國原院長は、歯科医同士内で勉強熱心として広く知られ、最新治療にも精通。勉強会では包括歯科診療のインストラクターを務めており、また学会や歯科医療の研修会に頻繁に参加し、症例発表なども行っている。日本歯周病学会優秀臨床ポスター賞「優秀賞」(2009年)、日本臨床歯周病学会「優秀ポスター賞」(2018年)を各受賞。

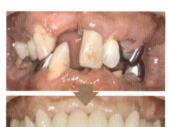
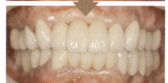
「咬合崩壊」を包括的歯科診療で治療/むし歯や歯周病治療、歯科矯正やインプラントによる咬合再構成治療などの、さまざまな治療法を駆使して口腔機能を回復

> **歯科医からのアドバイス**
> 正しい歯磨きを実践することで、お口の中のさまざまな病気を予防したり、進行を遅らせたりすることができます。歯科医院で、自分の歯磨きをしっかりチェックしてもらうことが大切です。

東広島市西条栄町

一般歯科・小児歯科

生活改善と丁寧な説明に努める真摯な歯科医院

# 川口歯科医院

**得意分野**
歯周病、義歯、咬合

## 川口 健二　院長

東広島市西条栄町1-4-201
082-422-2039

- 診療時間：9:00～13:00 / 14:00～19:00（土曜午後は18:00まで）
- 休診日：木曜午後、日曜、祝日
- 駐車場：3台
- HP：あり
- スタッフ：歯科医師2人（うち非常勤1人）、歯科衛生士4人、歯科助手兼受付2人
- 主な機器：ピエゾン、高周波治療器、ケミクレーブ、高圧蒸気滅菌器

1968年東広島市生まれ。1994年東京歯科大学卒業後、東京歯科大学水道橋病院保存科入局。開業医（東京都新宿区）勤務を経て、1997年同院開院。東広島市歯科医師会専務理事。日本歯周病学会会員。

## ●分かりやすく丁寧な説明が好評

　同院は1920年に開院し、現院長で三代目に当たり長い歴史を持つ。「今ある歯をどのように残していくかを第一に考え、安易に削らず、抜かない治療をしていくこと」をモットーに、口の健康を回復した患者が、一生涯、快適な生活を送れるようサポートしている。

　日々の診療で心がけているのは、「できるだけ痛みがないこと」「医院内が清潔であること」「やさしい笑顔でお出迎えすること」「きちんと丁寧に説明し、理解してもらうこと」。中でも重点を置くのが、歯の状態や治療方法についての丁寧な説明。専門用語は分かりやすい言葉に言い換え、写真や絵を多用したオリジナル資料を使うことで、高齢者からも分かりやすいと好評だ。

東広島市西条栄町

## ●生活習慣の改善を歯周病治療に

患者の口腔内の痛みや不快感を、なるべく早く軽減することを念頭に置き、真摯に治療を行う。むし歯・補てつ・入れ歯（義歯）・予防治療など、幅広い症状を抱えた患者が訪れるが、特に多いのが歯周病。歯周病の予防・改善には、口内環境はもちろん、生活習慣を見直して全身の健康状態を整えていくことが重要となる。同院では、歯周病の原因となる歯垢や歯石を除去し、ブラッシング指導を行うほか、生活改善にも力を注いでいる。

川口院長は、「患者さんのご要望をお聞きし、話し合いの中で最善の治療方法を提案していきます」と話す。院長や歯科衛生士による細やかな気遣い、温かな雰囲気も魅力といえる。

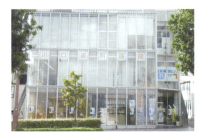

祖父の時代から90年、同地で歯科医院を営む

## ●「姿勢」を正して噛み合わせを改善

「噛み合わせと姿勢は深く関係している」という認識のもと、噛み合わせ治療では、患者の姿勢を正すことから始めている。歯ぎしりや食いしばりのある患者には、生活習慣指導などを実践している。

また、院長は全国各地のセミナーや勉強会にも積極的に参加。歯周病や噛み合わせの治療において、常に知識の習得やスキルアップに努めている。

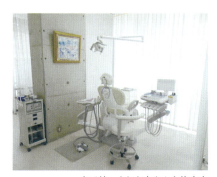

白で統一された爽やかな治療室

**歯科医からのアドバイス**　歯周病を予防・治癒するには、毎日の歯磨きと歯科医院でのプロの口腔ケアが大切です。かかりつけ医を持ち、定期的な歯科検診とクリーニングを行いましょう。自分に合った歯ブラシや歯間ブラシを選ぶこともおすすめします。

東広島市河内町 一般歯科・歯科口腔外科

幸せな院内空間づくりと地域を支える訪問診療に尽力

# ささき歯科クリニック

**得意分野**
歯周病治療、インプラント、訪問診療、食事支援

## 佐々木 正親 院長

東広島市河内町中河内655-1
082-420-7700

- 診療時間：9:00〜12:00／15:30〜18:30
  （※訪問診療／12:00〜15:30）
  （水曜は9:00〜18:30）
- 休診日：土曜午後、日曜、祝日（水曜は訪問診療）
- 駐車場：10台
- HP：あり
- スタッフ：歯科医師6人(うち非常勤5人)、歯科衛生士8人、歯科助手4人
- 主な機器：画像管理ソフト(メディアビジュアルマックス)、シンプラント(インプラント埋入ソフト)、デジタルX線、歯科用CT、口臭測定器(オーラルクロマ)、位相差顕微鏡、口腔水分計ムーカス、オートクレーブ2台、舌圧測定器、色調検査器(シェードアップナビ)、嚥下内視鏡(ファイバースコープ)、口腔内カメラ6台、歯科用ユニット6台、訪問診療用ポータブルユニット2台、歯科往診車4台

1972年広島県河内町生まれ。1996年広島大学歯学部歯学科卒業。広島市・三次市内での開業医勤務を経て、2001年同院開院。東広島市歯科医師会学術部理事。介護専門支援員。

## ●「健康を維持できる」「笑顔になれる」歯科をめざす

　佐々木院長は、痛いときにだけ通院する歯科ではなく「患者が健康を維持できる歯科」「笑顔になれる歯科」をめざして日々診療を行う。また、「治療従事者と患者さんの間で強い信頼関係を築いて、治療に対してともに"やりがい"を感じられるような、時代に対応した歯科医院の形を、地域で実現させたいと思っています」と話す。

## ●笑顔があふれる幸せな空間づくり

　患者との丁寧なカウンセリングにより、ニーズや希望を心から理解することに尽力。検査から診断、治療計画立案までの全工程を、患者目線で丁寧に

行っている。患者に合った最良の治療提供を、スタッフ全員の使命と課し、「患者さんが生涯を通じて口のことで悩むことのない、快適な人生を選択してほしい」と医院全体で願う。また、「むし歯にならない治療」を心がけ、保険診療内でSPT（歯周病安定期治療）も行っている。

環境づくりでは、「患者さんとスタッフ双方の笑い声と、"ありがとう"の言葉があふれる、幸せな空間を一緒につくっていきたいです」と希望を語る。その思いはスタッフの育成にも通じており、1か月に1回のペースで行う院内勉強会では、スタッフによる院内発表も実施。

勉強会への参加は強要ではないが、「学校で資格を取って、それで終わりではありません。入社してから成長が始まります。スタッフには成長したいという気持ちを維持してほしいと思います」と、日々の技術向上を促している。

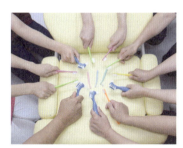
「むし歯にならないために予防をしましょう！」

東広島市河内町

● 地域密着型の訪問診療で健康維持を支える

超高齢社会を迎えている現在、地域のニーズに合わせた訪問診療を積極的に展開。介護支援専門員の資格を持つ院長は、在宅療養者に対して安定した口腔ケアと食事指導を行っている。近年叫ばれるQOL（生活の質）の向上には、「おいしくて安全な食事が取れること」が重要である。

また、往診車を4台所有しており、まずは周辺地域から長寿社会を豊かに生きるための健康づくりを支えていく。

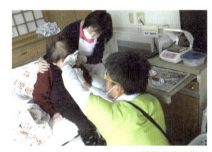
訪問診療の様子

**歯科医からのアドバイス**　歯科衛生士の活躍によって、むし歯になる人が減り、歯周病が安定する人が多くなりました。そこには、多くの利用者様の笑顔があります。これこそ、私たち歯科医がめざす予防歯科のゴールだと思っています。

東広島市西条町 一般歯科・歯科口腔外科

口腔外科・歯周病治療で全身の健康を提供

# 第二薮本歯科医院

**得意分野**
口腔外科(親知らず抜歯などの小手術、インプラント、顎関節症)、歯周病治療、メンテナンス

## 薮本 正文 院長

東広島市西条町田口 3452-1
082-425-6480
0120-52-6480

- 診療時間：9:00～12:30／14:30～19:00（土曜午後は 17:00 まで）
- 休診日：木曜(祝日のある週は診療)、日曜、祝日
- 駐車場：16台
- HP：あり
- スタッフ：歯科医師1人（他、月数回代診あり）、歯科衛生士10人、歯科助手2人（うち1人トリートメントコーディネーター兼）、受付3人
- 主な機器：高圧蒸気滅菌器2台(歯科用ハンドピース専用1台)、口腔内カメラ、デジタルX線、CT、レーザー式齲蝕検出装置、超音波骨切削器

1962年東広島市生まれ。1986年広島大学歯学部卒業。1990年広島大学大学院歯学研究科歯学臨床系（口腔外科学第一）専攻修了。中国労災病院歯科口腔外科、広島県歯科医師会立広島口腔保健センターを経て、1997年同院開院。歯学博士。

## ●全身の健康につながる歯周病・口腔外科診療の提供

「東広島地域における高度医療の提供」「当院から"元気"を発信する」「高齢社会への貢献」という3つのミッションを掲げる。薮本院長は、「確固たるポリシーに基づく高度な技術と、スタッフ全員の笑顔が地域を支える力につながると確信しています」と話す。

口腔外科に定評があり、親知らずの抜歯から外傷、顎関節症、インプラント、口腔内腫瘍まで幅広く口腔外科治療を行っており、セカンドオピニオンにも対応。親知らずの抜歯を含む小手術では多くの症例数を持ち、紹介患者も多い。

院長は、広島大学病院歯学部および医学部麻酔科でさまざまな経験を積み、全身疾患を考慮した治療に努めている。安定した技術と人柄に、長年の信頼

を寄せる患者も多い。

## ●口の健康が全身の健康に及ぼす影響を分かりやすく説明

　同院には、専任のトリートメントコーディネーター(治療側と患者の双方が満足のいく治療を進めるための調整役)が所属。初診患者に30分のカウンセリングを行い、口腔内の治療で何を得たいのかを聞き出す。

　「特に歯周病治療は、患者・治療側の双方の意識の共有が大切です。通院に対する発想を変えてもらうため、お口の中の状態が体にどんなリスクを与えるか、数値化して説明します」。歯周病治療は、10人の歯科衛生士が中心に担当しており、常に技術向上に努めながら、院長との情報共有のもと治療にあたっている。

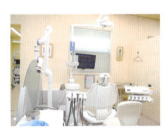

治療台

## ●院内イベントで明るく積極的な啓蒙を行う

　定期的に通院する患者に、治療の不安やストレスを与えないため、明るい環境づくりを行っており、診療台（歯周病治療用）の増設やオゾン脱臭除菌機の設置など、快適な空間の提供に努めている。

　「生涯を通じて、自分の歯で食事をしてもらいたい」との思いから、患者教育の一環で院内イベントの開催にも積極的。例えば、20本以上の歯を維持する80歳以上の定期受診者には「8020表彰式」を、子どもたちには、楽しみながら口の中に興味を持ってもらうための「キッズセミナー」などを開催している。

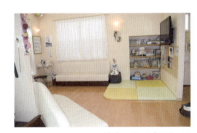

待合・キッズスペース

**歯科医からのアドバイス**　専門分野である口腔外科や、歯科衛生士を中心とした歯周病の治療が当院の特色です。診療を通じて、地域の方々と家族のような一生のお付き合いができ、全身の健康につながる診療を提供できる歯科医院をめざしています。

東広島市西条町

福山市西町 一般歯科

噛み合わせから体の健康をつくる独自のメソッドが好評

# 日野歯科医院

**得意分野**
歯周病、噛み合わせ、審美歯科

## 日野 泰志 院長

福山市西町2-14-7
084-927-1811

- 診療時間：9:00 ～ 12:30 ／ 14:00 ～ 18:00
  （予約制、初診・急患は随時）
- 休診日：土曜午後、日曜、祝日
- 駐車場：6台
- HP：なし
- スタッフ：歯科医師1人、歯科衛生士3人、受付1人
- 主な機器：高圧蒸気滅菌器、高圧蒸気滅菌器（ハンドピース用）、CT、デジタルX線

1962年福山市生まれ。1989年九州歯科大学卒業。勤務医（北九州市）を経験後、1993年同院開院。日本顎咬合学会咬み合わせ認定医。日本臨床歯周病学会認定医。日本歯周病学会認定歯周病専門医。

## ●口腔全体を時間をかけて丁寧に治療

　医療の原点である、「最小の治療で最大の効果」を治療方針に掲げる。「医療は誰にでも受けられるものであってほしい」との思いから、可能な限り保険診療で行うことをめざしており、治療の95％以上が保険診療。

　また、局部を治すだけでなく、口腔全体の問題を解決する包括歯科診療を心がけているため、治療によっては1年程度かけてじっくりと行う。診療室は2階にあるが、1階にバリアフリーの部屋を新設し、高齢や足の不自由な患者も通院しやすくなった。

## ●安心できる生活を送るために

　日野院長は、優秀な歯周病専門医として知られており、その実績や知識、独自の治療法などが患者から厚い信頼を得ている。歯周病は、治療後に再発

福山市西町

させることなく健康な状態を維持するために、定期的なメンテナンスが重要。患者は、長年通い続けている人が多く、転勤などで他県に引っ越した人も、年に数回は足を運んでいるという。

「当院が考える治療のゴールは、咀嚼（食べること）で困らないことです。重度の歯周病で骨の再生が難しい場合でも、進行を止めることはできます。15年間、同じ状態をコントロールできている例や、9年かけて骨が回復した例もあります。一緒にゴールをめざしましょう」

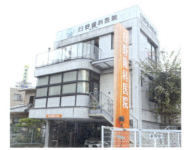
オレンジ色の看板が目印

## ●体の健康を育てる独自のメソッドが好評

同院の大きな特徴は、「顎口腔リラクゼーションメソッド」を取り入れた治療。これは、院長が考案した力のコントロールを重視した治療法で、噛み合わせを治すことにより、歯の疾患はもちろん、肩こりや頭痛まで改善するというものである。

例えば、歯周病の場合、ガイドラインに基づいた歯周の基本治療と並行して、同メソッドによる咬合調整を行う。この18年間で、およそ800人が体験して多くの患者が効果を実感し、「骨が再生した」という声も。院長は、同メソッドの概要・症例などを伝えるため、各地で講演活動も行っている。

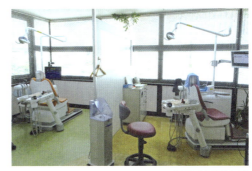
清潔感ある診療室

**歯科医からのアドバイス**　歯は体の中で最も硬い組織からできており、自然治癒することはほとんどありません。早い段階で適切な治療を行い、元の状態に戻す必要があります。患者さん自身が意識を変えて、歯のメンテナンスをしっかりと行うことが大切です。

府中市府中町

一般歯科・小児歯科・歯科口腔外科

子どもの頃から一生涯！自分の歯で過ごせるようお手伝い

# 小西歯科小児歯科医院

**得意分野**
歯周病、歯内療法、小児歯科、むし歯治療、口腔外科

小西 昭弘 副院長　小西 有希子 小児歯科専門医

府中市府中町 93-10
☎ 0847-41-2900

- 診療時間：9:00 〜 12:30 ／ 14:30 〜 18:30
  （土曜午後は 17:00 まで）
- 休診日：一般歯科／土曜午後、日曜、祝日
  小児歯科／火曜午後、木曜午後、日曜、祝日
- 駐車場：10 台
- HP：あり
- スタッフ：歯科医師 3 人、歯科衛生士 4 人、歯科助手 1 人、歯科技工士 1 人
- 主な機器：高圧蒸気滅菌器、ガス滅菌器、デジタル X 線、CT、マイクロスコープ、レーザー、CAT（唾液検査）,Buff(唾液検査 )

こにし・あきひろ。1982年府中市生まれ。2007年日本大学歯学部卒業。2012年広島大学大学院修了(歯内、歯周病専攻)、2014年広島大学特任助教。2016年より現職。歯学博士。

こにし・ゆきこ。1982年埼玉県生まれ。2007年日本大学歯学部卒業。2012年広島大学大学院修了(小児歯科学専攻)。2014年広島大学助教。2016年より現職。歯学博士。日本小児歯科学会専門医。日本障害者歯科学会認定医。

## ●治療や検査内容をしっかりと伝える

「検査結果をきちんと伝え、きちんと治療する」をポリシーに診療にあたっている。一般歯科は、むし歯や歯周病などの地元の患者が中心だが、予防歯科で訪れる若い患者も増加傾向にある。

昭弘副院長の得意分野は歯周病で、口腔内をトータルに診て、5年、10年先も維持できる状態をめざして治療を行っている。問題があれば、中国中央病院・福山市民病院・府中市民病院などとの連携も適切に行っている。

小児歯科では、保護者同伴で丁寧に説明してから治療にあたっている。唾液検

査でむし歯のリスクを検査し、口腔の状態を調べた上で、疾患の原因についても検討。そのため、食生活などトータルに考えて助言を行い、仕上げの歯磨きも親子一緒に指導している。スタッフ全員が患者に寄り添い、自由に相談してもらえる雰囲気をつくるとともに、患者に現状と治療内容を正しく把握してもらうように努めている。

## ●ラバーダム防湿治療で衛生面も安心

治療では、マイクロスコープを使って正確に診断し、患者の歯が長持ちするような最良の治療法を提供できるよう、日々研さんしている。

治療法では、ラバーダム防湿（ゴムのシートを患歯に装着して治療）により唾液と歯の接触をなくすことで、根管への細菌感染を防ぐのが特徴。これにより、根管治療の成功率が上がるという。歯科治療は全身の健康に関わるため、予防歯科にも力を入れている。

## ●一般歯科・小児歯科の連携で妊婦や子どもに寄り添う

小児歯科では、むし歯や歯並びなどの相談が多く、福山市からの患者も訪れる。妊娠中の歯周病が胎児にも悪影響を与えることから、妊婦には副院長と有希子専門医が連携し、診療やむし歯検査の説明などを行っている。

子どもには押し付けではなく、各々に合ったやり方で診療することを心がけている。また、一般歯科と同様に、ラバーダム防湿で安全に配慮して治療を行っている。

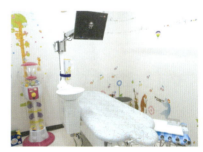
小児歯科の診療室

府中市府中町

> **歯科医からのアドバイス**
> お口の中の健康が全身の健康への第一歩です。症状が出る前に定期的に歯科医院でメンテナンスし、一生涯ご自身の歯で過ごせるように、一緒に頑張っていきましょう（副院長）。
> 子どもの歯はむし歯になりやすいため、予防が大切です。もし、むし歯ができてしまっても、定期健診で早く見つけることができればお子さんの負担も軽く済みます。定期健診で食生活や仕上げ磨きをチェックし、お子さんのお口の健康を一緒に守りましょう（有希子医師）。

府中市中須町

一般歯科・小児歯科

# 佐藤歯科医院

「世を照らす ともし火となれ 世を飾る 華となれ」

**得意分野**
歯周病、小児歯科、口腔外科、インプラント

## 佐藤 雅和 院長

府中市中須町 1696-2
0847-45-8338

- 診療時間：9:00～12:30／14:30～18:30
- 休診日：水曜・土曜午後（祝日のある週の水曜午後は診療）、日曜、祝日
- 駐車場：16台
- HP：あり
- スタッフ：歯科医師1人、歯科衛生士5人、歯科助手・受付2人
- 主な機器：高圧蒸気滅菌器、デジタルX線、CT、ダイアグノデント、レーザー、ホルマリンガス滅菌器

1965年広島県府中市生まれ。1990年広島大学歯学部卒業。開業医勤務などを経て、1995年同院開院。府中地区歯科医師会理事。近未来オステオインプラント学会。

● **「患者良し、自院良し、業界良し」**

　行動目標として、「患者良し、自院良し、業界良し」の三方良しを掲げる。佐藤院長は、「患者さんに喜んでいただける技術やサービスの向上に努め、スタッフが仕事と家庭を両立しながら、生き生きと働ける体制を築きたいです。また、歯科医師会の活動などを通じて、歯科界全体の発展にも寄与していきたいです」と話す。

　同院では、レントゲンや口腔内カメラの画像などで、治療内容を充分納得してもらい診療を開始するというポリシーのもと、問診には十分に時間を割いている。診療では、必要最低限の治療介入で、最大限の効果を得ることをめざす。

　予約時に、患者から前もって話を聞き、一次診断を行う。その話を基に、

治療内容と時間を想定し、待ち時間の短縮を実現。なるべく、予約患者を待たせないよう努めている。

## ●口腔外科医の恩師から学んだ知識を最大限生かす

患者は、地元地域を中心に幼児から高齢者まで幅広く来院するが、近年は高齢者が増えており、歯周病や義歯の治療が多い。

院長は、「当院の最大の特徴は、非常に多くの患者さんが、自発的に定期検診やメンテナンスクリーニングに来院されていることです。勤務医時代に、さまざまな外科知識や技術を教えて頂いた恩師の、"歯しか見えない歯科医になるな"という言葉を胸に、日々診療にあたっています」と話す。

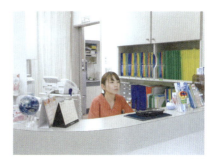

受付

## ●インプラント治療の長年の実績で高い成功率を誇る

同院のインプラント治療は、20年ほどの長い実績がある。詳細な診断・検査が可能なCTを導入し、治療技術の確立や製品品質の高さも相まって、成功率もかなり上がっているという。

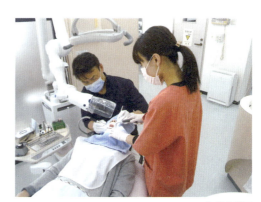

治療の様子

> **歯科医からのアドバイス**
> 近年、ネットなどに医療情報が氾濫しておりますが、役に立つ反面で弊害もあります。それらの情報を鵜呑みにせず、ご心配な点があれば、まずかかりつけ医に相談されることをお勧めします。

府中市中須町

府中市中須町

一般歯科・小児歯科・矯正歯科

患者に寄り添った治療を行うかかりつけ歯科医

# フジモト歯科

**得意分野**
保存的治療、特殊義歯、インプラント、矯正

藤本 俊介 院長

🏠 府中市中須町721-8
☎ 0847-52-3137

- 診療時間：9:00～12:30／14:30～18:30
- 休診日：水曜・土曜午後、日曜、祝日
- 駐車場：4台
- HP：あり
- スタッフ：歯科医師2人、歯科衛生士4人、受付1人
- 主な機器：CT、口腔内カメラ、口腔外バキューム、位相差顕微鏡

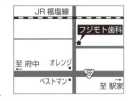

1982年福山市生まれ。2001年福山英数学館高等学校卒業。2008年東京歯科大学卒業。横浜市内の開業医勤務を経て、2012年同院開院。

## ●通いたくなるかかりつけ歯科医をめざす

「安心・安全・正直な診療」「納得のいく説明」「最先端の治療」「衛生管理の徹底」の四つが同院の基本方針。そのため、月一回の院内勉強会を開催して医院のレベルアップを図り、チーム医療が円滑に進むよう研さんしている。

また、「定期健診のお知らせ」や月一回発行の院内新聞「歯車」を通して、患者との情報の共有を図っている。そのほかにも、厚生労働省が指定する歯科外来診療環境対策を実施し、安心安全な治療と衛生管理の徹底をめざしている。

患者は、府中市や福山市などの近隣からが多く、中には他県から来院する人も。近年は外国人患者も増えており、その際は音声翻訳機を使ってコミュニケーションを取り、治療にあたっている。

府中市中須町

## ●侵襲性の低い確かな治療をめざす

一般歯科治療は院長が担当し、痛みを軽減した治療を心がけている。

歯周病には歯周内科治療を行い、位相差顕微鏡で歯垢(プラーク)を観察して歯周病菌の状態を調べ、診断結果をもとに内服薬を処方する。個人差はあるが、歯ぐきからの出血や腫れ、口のネバつきなどが大きく改善する。

インプラント治療では、安全で正確な埋入のため、CTなどの設備も整えている。義歯では、金属の留め金が目立たない特殊義歯を使用し、噛み心地が自分の歯のように快適と好評だという。

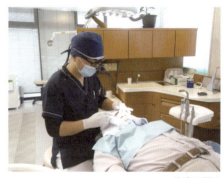
治療の様子

## ●柔軟な矯正治療で患者を笑顔に

矯正治療では、ブラケット矯正だけでなく、成長段階に合わせて床矯正も提供している。これは、義歯のような取り外しのできる装置を使い、歯を動かしたり顎を拡大したりすることで、歯並びを整える手助けをする治療である。

「矯正治療後に患者さんから、"性格が明るくなりました""自分に自信が持てるようになりました"などのお言葉を頂いたときは、歯科医冥利に尽きますね」と院長は笑顔で話す。

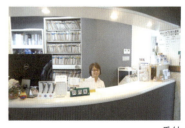
受付

**歯科医からのアドバイス**

当院は、患者さんとのコミュニケーションを大事にし、社会的経済的背景を考慮して、複数プランを提示します。その中で、患者さんの希望、歯科医師としての意見、また何より「患者さんが自分の家族だったら」と考えた治療を決定し、無駄なく進めていきます。

機能的な噛み合わせをめざして健康な歯列に導く

# つか矯正歯科

**得意分野**
矯正歯科

## 柄 博治 院長

広島市中区本通り 7-30
つちやビル 3F
082-248-4188

- 診療時間：10:00 ～ 18:30（日曜午後は 16:30 まで）
- 休診日：水曜、日曜（月2回）、祝日
- 駐車場：契約指定駐車場（徒歩1分、サービス券あり）
- HP：あり
- スタッフ：歯科医師4人（うち非常勤1人）、歯科衛生士4人
- 主な機器：CT併用パノラマ、デジタルセファログラム、顎運動測定器、筋電図測定器、口腔内カメラ、コールドレーザー、ホルムアルデヒドガス滅菌器

1949年広島市生まれ。1974年東京医科歯科大学歯学部卒業、広島大学歯学部付属病院講師を経て、1986年同院開院。日本矯正歯科学会認定医・指導医・専門医。顎口腔機能診断施設。指定自立支援医療機関。

## ●「機能的なより良い噛み合わせをめざす」

　治療方針は、「健康で機能的な、より良い噛み合わせをめざす」こと。見た目の美しさだけでなく、機能性の向上や、全体の歯の健康を考慮した治療計画を提案している。顎のずれの大きい患者には、矯正のための顎切除を行っている病院と連携し、顎切除手術を併用した保険適用の矯正治療が可能。

　日本矯正歯科学会認定医・指導医・専門医の資格を持つ柄院長は、これまで約4000人の矯正治療を行い、多くの難治症例に携わってきた。同院に勤務する他3人の歯科医師も日本矯正歯科学会認定医で、矯正治療の経験が豊富な矯正専門の歯科医師による治療が受診可能。患者は、県内全域のみならず県外からも通院しており、小児と成人の割合はほぼ半々だという。

## ●幅広い年齢層の患者に的確に対応

小児の場合は、第1期動的治療(顎のずれの治療や予防矯正)、永久歯が生え揃ってからは第2期動的治療(成人の治療)を行っている。小児矯正は、小学生の頃から開始すると、第二期治療で良好な結果を得やすくなる。

成人の場合は、不正咬合(こうごう)とともに、噛み合わせを悪化させる長年の習慣や、顎関節(がくかんせつ)の問題などを含んでいることが多く、さまざまな問題を併せ持っている。顎の動きの確認など詳細な検査の後、問題点を明確に把握し診断・治療を行う。基本的な治療だけでなく、メンテナンスの充実も同院の強みである。

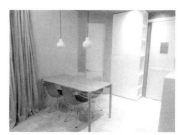
カウンセリングルーム

## ●さまざまな矯正装置で患者の負担を軽減

前歯部分のブラケット(矯正装置)素材が、透明で目立ちにくいセラミックやプラスチック製を使用し、そこにクリアスナップ(ワイヤーを隠す透明のキャップ)を併用することもあり、笑ったときなども目立たないと好評。ほかにも、デーモンブラケット(歯をワイヤーで縛らないため、さらに目立たない装置)や歯の色に馴染む白いワイヤーなどが用意されている。

また、近年は矯正用アンカースクリュー(歯を動かすための固定源)を治療に使うことで、治療結果の向上や、ほかの装置の装着負担の軽減につながっている。

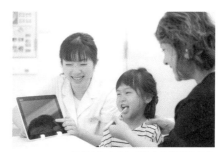
子どもにやさしく歯磨き指導を行う

> **歯科医からのアドバイス**
> 矯正治療は多くの歯科で行われていますが、治療内容や治療方針は先生によってさまざまです。まずは初診相談でしっかりと説明を聞くことが重要です。その上で、納得できる病院を選ぶと良いでしょう。

広島市中区 一般歯科

総合病院が信頼する口腔機能管理で健康保持を推進

# 和田本デンタルオフィス

**得意分野**
補てつ、むし歯、審美歯科、歯周病

## 和田本 昌良 院長

広島市中区紙屋町 2-2-2
紙屋町ビル 3F
082-544-0418

- 診療時間：9:30～13:00／14:30～18:00
  （土曜は9:30～15:00、完全予約制）
- 休診日：水曜、日曜、祝日
- 駐車場：なし
- HP：あり
- スタッフ：歯科医師1人、歯科衛生士4人、受付1人
- 主な機器：高圧蒸気滅菌器、歯科用CT、炭酸ガスレーザー、エルビウムヤグレーザー、ダイアグノデント

1960年東広島市生まれ。1986年広島大学歯学部卒業後、同大歯科補綴学第一講座入局。1990年同大歯学部助手、1995年同大歯学部附属病院講師を経て、1999年同院開院。歯学博士。日本補綴歯科学会専門医。

## ●厚い信頼により総合病院が口腔機能管理を依頼

「患者の生涯を通じ、歯科の立場から健康の保持・増進に寄与する」が同院の診療方針。歯科治療で重要な口内洗浄や衛生管理を徹底しており、治療前にまず正しいうがいの方法を指導。スタッフ全員が「清潔・快適・安心・安全」を心がけており、診療室内を細かくチェックして清掃を行っている。

医科からの信頼も厚く、広島市民病院などの総合病院からの手術前後に行う口腔機能管理の依頼を引き受けている。治療法は言葉で伝えるだけでなく、写真やイラストなどを使って分かりやすい説明に努めている。

## ●食べる喜びを提供するために全力を尽くす

緊急時には応急処置をまず行い、その後に検査・問診をして患者の希望を第一に治療計画を立て、本格的に治療を行っている。患者は高齢者が多く、

歯周病の治療やメンテナンスには定評がある。できる限り歯を抜かない治療を行っており、折れた歯などについては、患者の希望や状態によってはスーパーボンドで接着するなどの治療も提供。

特に多い疾患の補てつでは、歯を削った後や欠損時に施す、クラウンやブリッジなどの被せ物と入れ歯が主体。院長は、補てつの専門医で治療法の選択肢が幅広く、審美歯科（保険適用外）の技術にも優れている。歯がなくても食べる喜びが得られるように、快適な部分入れ歯や総入れ歯の追求にも力を入れている。

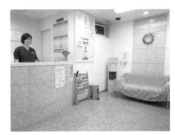
受付

## ●歯肉マッサージやリップエステが好評

定期的なPMTC（専門器具を使ったクリーニング）の後の歯肉マッサージについては、10年前から導入。多くの患者が「初めてしてもらって、気持ち良かった」と評判が高いという。また、乾燥した唇にはピーリングと美容液導入により、リップエステが可能な近赤外線装置「Beam On」（保険適用外）を用意。

治療台は患者のプライバシーに配慮された設計で、待合室ではリラックス効果のアロマも焚かれている。バットを歯ブラシに持ち替えたカープ坊やのTシャツ（歯科医師会製作）をスタッフ全員で着用して治療を行うなど、スタッフ全員が明るい雰囲気なことも通院しやすい一因となっている。

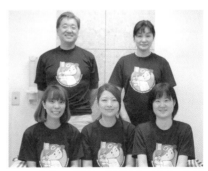
「明るい雰囲気づくりを心がけています」

**歯科医からのアドバイス**　お口の健康は全身の健康への入り口です。信頼できるかかりつけ歯科医を見つけて、生涯にわたって口腔機能維持と管理を受けていただくことをお勧めします。

広島市南区 一般歯科

## 小田歯科医院

幅広い見識を生かした口の健康を保つ治療や啓発に尽力

**得意分野**
歯周病、睡眠時無呼吸症候群、補てつ（冠、ブリッジ、入れ歯）、訪問診療

**小田 正秀 院長**

広島市南区大州 4-9-17
082-283-0077

- 診療時間：9:00～13:00／14:30～19:00
- 休診日：木・土曜の午後（往診日）、日曜、祝日
- 駐車場：8台
- HP：あり
- スタッフ：歯科医師1人、歯科衛生士3人（非常勤含む）、歯科助手1人、事務1人
- 主な機器：ガス滅菌器、高圧蒸気滅菌器、マイクロスコープ、口臭測定器（2種）、位相差顕微鏡

※車椅子対応協力医院／府中町えの宮前「あおぞら歯科 ☎ 082-555-5060」

広島市生まれ。福岡県立九州歯科大学卒業。広島大学歯学部歯科補綴学第一講座（現先端歯科補綴学教室）助手（現助教）、中電病院歯科、河村歯科医院などの勤務を経て、同院開院。医学博士。日本補綴歯科学会専門医・指導医。労働大臣登録労働衛生コンサルタント。

### ● 20年先まで歯の保存を追及

治療方針は、「できるだけ歯を削らない、神経を取らない、歯を抜かない」こと。現在の歯科診療では、早めに抜歯や手術などを行って、治療の予知性を高めていく考えもある中、小田院長は「できる限り自分の歯を残す治療」を提供。とりわけ、患者が歯を残したいという強い意志がある場合には、10年、20年先まで保存できる可能性を考えて治療にあたり、これが評判となって口コミで来院する患者も多い。

### ●口の健康を保つための積極的な啓発活動

治療では、まず噛み合わせや歯周病の有無などをじっくりと診察。院長は、

日本補綴歯科学会専門医として20年以上のキャリアがあり、入れ歯などの症例数も多い。また、睡眠時無呼吸症候群やアスリートのけがを予防するためのマウスガードの作成、歯を抜かない矯正治療など幅広く対応。手術前の歯の治療などで、他病院から患者を紹介されることも多い。

同院には、禁煙外来と口臭外来がある。院長は、「歯の健康は全身疾患と密接に関係している」ことを踏まえ、食習慣がドライマウス(口腔乾燥症)や口臭に与える影響や、喫煙とむし歯の関係性など、歯と口の健康を保つための研究や指導も行っている。各種団体への禁煙指導や教育、ボランティア活動、労働衛生コンサルタントの経験などから得た、多角的で幅広い見識を治療に生かしている。

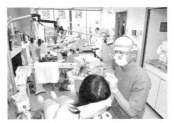
治療室の様子

## ●増加傾向の歯ぎしりをトータルの視点から治療

現代人はスマートフォンやパソコンの画面を長時間見る傾向にあるため、歯を噛み締める患者が増えている。一方で、歯ぎしりなどの慢性的な症状を抱える患者も少なくない。

院長は、「歯ぎしりは、一説にはストレス解消効果がある」と肯定する学説も熟知しつつ、犬歯が歯ぎしりを防御する役目を担う場合も踏まえ、歯の擦り減り方に着目して、奥歯から前歯までトータルに診て治療方針を決定。希望者には、各々の症状に最適なマウスガードを作成し、また、ストレッチ術や生活習慣改善なども取り入れて完治をめざしている。

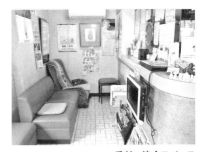
受付・待合スペース

> **歯科医からのアドバイス**
> 全ての病気は、治療より予防が重要です。歯や歯ぐきの病気にも予防処置が大切です。近年、生活の中で奥歯の噛み締めが多いことから、顎関節に症状が出る方が増えています。こうした傾向があれば、早めに診察を受けましょう。

広島市南区 一般歯科・小児歯科

精巧な技術と豊富な経験から独創的な治療が好評

# 小島歯科医院

**得意分野**
入れ歯・ブリッジ、顎関節症、咬合誘導など

## 小島 登喜子 副院長

広島市南区西霞町 7-13
082-251-7018

- 診療時間：9:00〜12:00／14:00〜19:00
- 休診日：木曜午前、土曜午後、日曜、祝日
- 駐車場：6台
- HP：なし
- スタッフ：歯科医師2人、歯科衛生士4人、歯科助手1人
- 主な機器：高圧蒸気滅菌器、デジタルX線、炭酸ガスレーザー、オゾン殺菌、口腔外バキューム、位相差顕微鏡、高周波メス、舌圧計、ダイアグノデントなど

日本歯科大学新潟歯学部卒業。同大学口腔衛生学教室、小児歯科学教室を経て、1990年より現職。日本小児歯科学会認定小児歯科専門医、歯学博士。（※写真右側は隆院長）

## ●技術を駆使した幅広い治療を提供

　隆院長は、「悪い歯を見るとやる気になる」という昔ながらの職人気質を持っており、技術を駆使して患者の課題を解決している。そのため、歯周病をはじめ、むし歯や顎関節症、睡眠時無呼吸症候群などの治療、入れ歯製作など幅広い治療に定評がある。

　院長は元日本補綴歯科学会指導医で、日本小児歯科学会専門医である登喜子副院長とともに、お互いの専門性を生かした治療を行っている。入れ歯やブリッジなどでは、まず保険内診療を提案して、負担の少ない治療を心がけている。

## ●豊富なアイデアで機能・審美両面での完成度が好評の義歯

　院長は、治療過程での豊富なアイデアを持つ。まずは、生活で困らないよう

に仮歯や仮義歯を作り、審美性を保って噛めるようにする。その後、時間をかけて治療してから、最終的な冠や義歯を製作する。特に、局部床義歯の経験が豊富。

口腔内の型取りでは、精密な模型を作るため患者ごとに個人トレーを製作してから行い、納得がいくまで歯科技工士にも協力してもらう。こうしてできた義歯などは、機能が良く、審美的な観点からも好評である。

スポーツなどの突発的な事故で前歯が粉砕しても、集めた破片をつなぎ、患者が満足する歯に修復させた経験もあり、学校からの患者の紹介も多い。

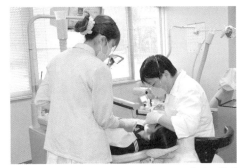
治療の様子

## ●過去の経験を生かした柔軟な小児歯科治療

口腔内撮影は、可能な限り全患者に以前から行っており、母親が幼少期に行った治療の写真が、その子どもの治療に生かされる場合もある。小児歯科治療では、過去の経験を生かした柔軟な対応で、症例ごとの見極めに定評がある。

歯並びが心配なケースでは、成長を見ながら家庭で可能なアドバイスをしたり、乳歯抜歯時期の見定めや、乳歯の特定箇所を削ったりするなどの微調整を行うことで、矯正治療が不要になることもあるという。

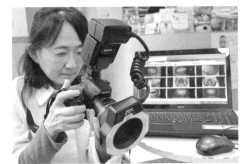
口腔内撮影を行うことで診療に生かしている

> **歯科医からのアドバイス**
> 健康寿命を増進する上で、「オーラルフレイル（口の機能の衰え）」の考え方を重視しています。口の機能の衰えは、全身の衰えにも影響を及ぼします。まずは、半年に一回でもいいので、定期健診を勧めています。

広島市南区

広島市西区 一般歯科

患者本位の治療と温かい雰囲気が好評の歯科医院

# 久保歯科医院

**得意分野**
歯周病、歯内療法、補てつ、子どもの治療

## 久保 康治　院長

🏠 広島市西区南観音2-7-21 平野ビル2F
☎ 082-503-4477

- 診療時間：9:00～13:00／14:30～18:30
- 休診日：水曜・土曜午後、日曜、祝日
- 駐車場：3台
- HP：なし
- スタッフ：歯科医師1人、歯科衛生士1人、歯科助手3人
- 主な機器：高圧蒸気滅菌器、X線、口腔内カメラ、超音波洗浄器

1966年広島市生まれ。1992年九州歯科大学卒業後、椿田歯科医院（広島市西区）勤務を経て1996年同院開院。広島県歯科医師会理事。

## ●些細なことでも「説明・同意」を徹底

　治療方針は、「患者の希望を最優先し、なるべく歯を保存する」こと。患者からは希望や思いを一通り聞き、理想の状態に近づけるよう熟考してから治療を開始。費用や期間などの希望は千差万別なためトータルに配慮する。

　抜歯は敬遠する患者が多いため、口腔内の様子を見ながら残す手立てを考える。また、応急治療後に口腔の状態を患者に説明し、希望があれば治療計画・方針を決めて詳細を話し合う。インフォームドコンセント（説明と同意）については些細なことでも徹底している。

　久保院長は、スタッフに「常に患者さん本位で不快な思いをさせない対応を」と厳しく指導しているが、日頃からのコミュニケーションでスタッフ間の仲は良く、院内の雰囲気は和気あいあいとしている。

## ●「歯内療法は再発を防ぐための治療の根本」

同院では歯周病治療と歯内療法の症例が多い。院長は、歯内療法を「再発を防ぐために重要な歯科治療の根本」と考え、治療回数を抑えた上で丁寧な治療を心がける。補てつ治療では、見た目の審美性と機能性を損なわないように気を付けており、特に治療後の噛み合わせの変化を最小限に留めるよう努め、痛みなく食べられることに注意を払っている。

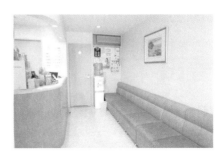

待合室

## ●子どもから親しまれる人柄が好評

患者は地域住民が中心で、2歳の子どもから90歳代の高齢者まで幅広い。院長は小児歯科専門医ではないものの、小児歯科が得意で人柄も温厚なため、子どもの来院が多い。子どもは時に予測不能な行動を取るため、さまざまな事態を想定して細やかな配慮をしており、また、なるべく褒めながら不安感を和らげるよう努めている。

同院が入るビルには、耳鼻咽喉科と小児科があり、顎関節症(がくかんせつ)の患者を引き受けている。また、中区大手町に同法人系列の「ハート歯科クリニック」があり、勉強熱心で技術力の高い、心やさしい女性医師の診察が好評だ。

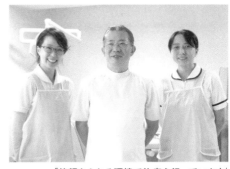

「笑顔あふれる環境で治療を行っています」

> **歯科医からのアドバイス**
> 患者さんとのコミュニケーションを第一に診療しています。何でもお気軽にご相談ください。

患者の健康を守り育てていくデンタルホームドクター

# stella dental clinic（ステラデンタルクリニック）

**得意分野**
予防歯科、歯周病、小児歯科、審美歯科

## 豊田 育星　院長

広島市西区井口台2-1-1
エイブル広島ビル1F
☎ 082-277-8648

広島市西区／一般歯科・小児歯科・矯正歯科

- 診療時間　：9:30～13:00／14:30～19:00
- 休診日　　：水曜・土曜午後（祝日のある週は17:30まで診療）、日曜、祝日
- 駐車場　　：4台
- HP　　　：あり
- スタッフ　：歯科医師1人、歯科衛生士3人、歯科助手兼受付2人、保育士1人（週2回）
- 主な機器　：高圧蒸気滅菌器、デジタルX線、セファロX線、歯科用CT、ガス滅菌器、口腔外バキューム、口腔内カメラ、ダイアグノデント、拡大鏡

1981年広島市生まれ。2007年岡山大学歯学部卒業。広島大学病院歯科研修医、開業医（広島市）勤務を経て、2014年同院開院。日本歯周病学会。スタディグループ山口歯科臨床研究会一〇会。スタディーグループ広島歯科臨床研究会さんぼく会。

## ●患者の健康を守り育てていくために

　治療方針は、「1本の歯を大事にして、できる限り歯の保存にこだわる」こと。良い口腔内状態を維持しつつ、患者の健康を守り育てていくため、口の中の管理だけでなく、全身疾患や生活習慣、食生活も含めて疾患の原因を分析し、患者とともに再発防止に取り組んでいる。

　外観や待合室は、まるでおしゃれなカフェのよう。豊田院長は、「歯科医院を怖がる方が多いため、歯科の要素を極力なくすように努めました」と話す。患者は、乳児から90歳代までと幅広い。週に2日、保育士が託児を行っているため、小さな子どもを持つ母親も安心して通院できる。また、患者の要望に応じて、往診も行っている。

## ●治療前に口腔内クリーニングを徹底

衛生環境に十分配慮しており、うがいで使う水にいたるまで、全ての水は消毒水を使用している。また、治療前に口腔内クリーニングを徹底するのは、細菌による疾患の再発を防ぐためである。

歯周病治療では、薬剤のリグロスやエムドゲイン、骨補填材（ほてん）などを用いた、骨欠損部への再生療法も行っている。被せ物や詰め物などは、「補てつカウンセリング」で材料や治療法などを、患者と相談しながら決めて行っている。

小児歯科では、むし歯治療のほかに矯正治療も提供。歯のスペースの確保や舌のポジションの指導も行い、月に一度、矯正歯科認定医を招いている。

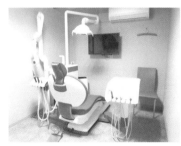

洗練された治療室

## ●デンタルホームドクターとして健康をサポート

予防歯科では、歯のクリーニングのほかに口腔全体の機能改善（歯並びの悪さを招く口呼吸や舌機能の改善、顎（あご）の発達のサポートなど）も行っている。高齢者には、嚥下（えんげ）機能の低下（飲み込みにくい・むせるなど）に対処し、舌の筋肉の強化なども行っている。

デンタルホームドクターとして、患者の生涯の健康を守るため、医院全体で技術や知識の研さんに励み、患者にデンタルIQ（歯に関する基礎知識）を上げてもらうよう努めている。

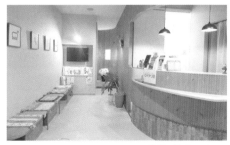

受付・待合スペース

**歯科医からのアドバイス**　何十年も毎日使うお口を、早い時期からしっかり管理することが大切です。お口の中の病気には、自覚症状がないものも多くあります。ご自身での毎日のケアも大切ですが、歯だけでなくお口全体の機能も含めて、定期的に歯科医院を受診されることをお勧めします。

広島市西区 / 一般歯科・小児歯科

歯周病治療と顕微鏡治療による「歯の保存」に定評

# 高橋歯科医院

**得意分野**
歯周病、顕微鏡歯科、インプラント

## 高橋 慶太 副院長

広島市西区上天満町4-2 中村ビル1F
082-293-1233

- 診療時間： 9:00～13:00／14:00～19:00（土曜午後は17:00まで）
- 休診日： 木曜午後（祝日がある週は診察）、日曜、祝日
- 駐車場： 2台
- HP： あり
- スタッフ： 歯科医師2人、歯科衛生士4人、歯科助手3人（受付は衛生士、助手が兼務）
- 主な機器： 歯科用顕微鏡、高圧蒸気滅菌器、デジタルパントモX線装置、炭酸ガスレーザー、電動注射器、ホワイトニング用照射器、笑気鎮静麻酔器、インプラント用手術機器

1984年広島市生まれ。2011年東京歯科大学歯学部歯学科卒業。広島大学大学院（歯周病態学分野）学位取得。同大学歯科麻酔科研修、医局員などを経て、2018年4月より現職。日本歯周病学会認定医。歯科保存学会。歯内療法学会。

## ●「歯の保存」を最優先にした治療を提供

　同院は、歯周病治療をメインとしており、「歯の保存」を最優先にしている。以前は、歯を失う理由の第1位はむし歯だったが、現在は歯周病に変わってきており、歯周組織の健全化を図るため、個々の症例を丁寧に診察。

　歯周病菌は、PG菌などの細菌感染により引き起こされるが、患者の体質によって影響を受ける菌も変わるため、各々の症例を見極めて治療を行う。また、歯科用顕微鏡(けんびきょう)を利用した、低侵襲(ていしんしゅう)（歯をなるべく削らない）治療を心がけている。

## ●歯周病治療で全身疾患のリスクを軽減

　歯周病治療は、歯周ポケットの有無を確認し、歯周病の種類を見極めてか

ら治療を進める。

近年、歯周病は糖尿病・心疾患・脳血管疾患などの、さまざまな全身疾患と関連があることが分かってきている。

特に、糖尿病患者の場合、「歯周病を治療すると、ヘモグロビンA1Cの値（糖尿病のバロメータ）が0.3％減る」というエビデンス（証明）があることから、内科医と連携して歯周病の治療を行っている。

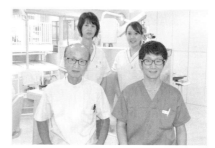

「人にやさしい治療を行っています」

広島市西区

## ●歯科用顕微鏡で歯をなるべく削らない治療

同院では、国内の歯科医院での導入率が3％しかない歯科用顕微鏡を導入。顕微鏡歯科治療では、肉眼の24倍に拡大して診ることができるため、より正確・精密・安全に、質の高い治療を行うことが可能となる。保険診療においても、積極的に顕微鏡治療を導入し、低侵襲な治療が可能となっている。

また、インプラント治療やセラミックを使う治療は保険適用外だが、見た目を気にする患者には審美性を考慮して勧めており、患者ごとに適した治療を提示、納得してもらった上で治療を行う。

「歯の保存」と「低侵襲」の両方を考慮して、最適な治療法を提供している。

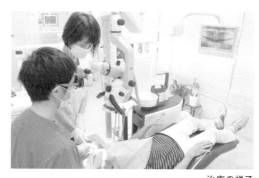

治療の様子

**歯科医からのアドバイス**

歯周病は自覚症状がないことが多いため、まずは歯ぐきに注目して下さい。ブラッシング後の出血や腫れ、口臭、歯がグラグラする場合などには、歯周病が疑われます。早期発見・治療を心がけ、早めの受診をお勧めします。当院では、歯を残すために、顕微鏡での精密な歯科治療が可能です。かかりつけ医に、気軽に相談してみてください。

広島市西区

一般歯科・小児歯科・歯科口腔外科

予防に注力して一生涯自分の歯で噛むことを最新治療でサポート

# はしかた歯科 小児歯科

**得意分野**
歯周病、審美、小児矯正、むし歯、歯を残す治療、親知らずの抜歯

箸方 厚之 院長　箸方 美帆 副院長

🏠 広島市西区三篠町1-8-6
☎ 082-509-1108

- 🕐 診療時間：8:30〜20:00（土曜は17:00まで）
- 休 休診日：日曜、祝日
- 🚗 駐車場：4台（他提携駐車場〈サービス券〉あり）
- 💻 H P：あり
- 👥 スタッフ：歯科医師2人、歯科衛生士6人、歯科助手1人、保育士2人
- 💉 主な機器：高圧蒸気滅菌器（クラスB）、デジタルX線、CT、位相差顕微鏡、唾液検査キット、エアーフロー、口腔外バキューム、超音波洗浄器

はしかた・あつし。1985年大阪府生まれ。奥羽大学歯学部卒業。広島大学大学院健康増進歯学（旧第一保存科）卒業。開業医（広島市）で副院長として勤務を経て、2017年同院開院。歯学博士。日本歯科保存学会認定医。日本口腔ケア学会認定医。バイオガイアジャパン認定バクテリアセラピスト。

はしかた・みほ。広島市生まれ。日本大学歯学部卒業。広島大学大学院口腔顎顔面再建外科（旧第二口腔外科）卒業。同病院診療医を経て、2017年から現職。歯学博士。日本口腔外科学会認定医。日本口腔ケア学会認定医。バイオガイアジャパン認定バクテリアセラピスト。

## ●長く健康な歯で暮らせるサポートを行う

　治療方針は、「自分の歯を残す治療」。箸方院長は、「なるべく抜かない、削らないを心がけ、生涯自分の歯で噛めることをお手伝いしたいです」と話す。子どもには、長く健康な歯でいるための咬合(こうごう)誘導や小児矯正、口周りの筋肉を鍛えるMFT（口腔筋機能療法）を行っている。

　院長は歯周病研究で博士号を取得し、一般歯科治療全般を行う。副院長は口腔がん研究で博士号を取得。がんの早期発見に努め、難しい親知らずの抜歯などを行う。それぞれの専門・得意分野を生かした医療を提供している。

　院内はベビーカーで移動が可能。待合室にはキッズコーナーのほか、おむ

つ替えシートやベビーチェア、授乳室を完備し、子どもやお母さんへの配慮が充実。2階には、保育士が常勤する託児ルーム（無料）まで備える。

## ●0歳から高齢者まで予防を中心とした治療に尽力

唾液（だえき）検査キットや位相差顕微鏡（いそうさけんびきょう）で、むし歯・歯周病のリスクや口腔細菌の種類・量を検査し、患者各々に合ったオーラルケア用品を提案。小さな子どもや高齢者でも分かりやすい説明を心がけるため、治療のシミュレーションを画像やアニメーションで紹介し、立体的な模型なども使用する。

そして、歯周病やむし歯予防ができる乳酸菌を取り扱っており、妊婦や新生児、高齢者にも安全に行うことができる。

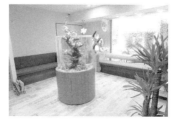

癒し空間の待合スペース

## ●歯周形成外科から審美まで幅広く対応

歯ぐき下がりに歯周形成外科（歯ぐきをきれいにする手術）や、重度の歯周病にはリグロス薬を使った再生治療などを行う。審美歯科ではメタルフリー（詰め物などにセラミック製歯材を使用）も得意で、要望に応じた歯材を提案。ホワイトニングのウォーキングブリーチ（神経を取って黒ずんだ歯を内側から漂白）なども提供している。

院長やスタッフは、セミナーや学会などに積極的に参加。常に新しい知識や技術を吸収し、治療の選択肢を広げて、成長し続ける医院をめざしている。

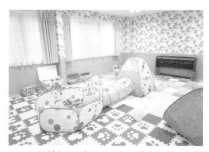

子どもや母親にやさしい院内設計が好評

> **歯科医からのアドバイス**
> 歯周病やむし歯、親知らずは症状が出たときにはすでに進行し、痛みや腫れが引きにくいなど治療が難しくなります。むし歯や歯周病菌は家族間で移るので、家族全員での予防が大切です。矯正は5〜6歳から始めると、将来、抜歯せずに済む可能性が上がります。歯科に慣れるためにも、早くから予防歯科に通いましょう。

広島市安佐南区 一般歯科・小児歯科

早期からの感染予防と抜かない・不快のない治療に尽力

# 片山歯科医院

**得意分野**
歯冠修復、歯内療法、歯を残す治療、予防歯科

## 片山 淳 院長

広島市安佐南区上安6-26-1
082-878-0118

- 診療時間：9:00～12:00／13:30～18:00（土曜は9:00～13:00まで）
- 休診日：水曜午後、日曜、祝日
- 駐車場：10台
- HP：なし
- スタッフ：歯科医師2人、歯科衛生士2人、歯科助手3人、受付1人
- 主な機器：高圧蒸気滅菌器、デジタルX線、口腔内カメラ、舌圧測定器、ダイアグノデント、炭酸ガスレーザー、口腔外バキューム、EOG滅菌器、AED、笑気ガス

1957年比婆郡西城町(現庄原市)生まれ。1983年福岡歯科大学卒業後、広島大学歯学部歯科保存学第一講座入局。開業医勤務を経て1986年同院開院。安佐歯科医師会副会長。元広島県警察歯科医理事。

## ●「抜かない」「不快のない」治療と感染予防に尽力

　片山院長が入局した大学病院の保存学第一講座では、主に歯冠修復を実施。歯牙を残すことに可能な限り努め、それが診療のベースにあり、歯の根っこの治療も得意で、できるだけ歯を抜かない治療を心がけている。

　患者は地域住民を中心に、親子3世代で通う人も多い。治療中はできる限り痛みを少なく、不快に感じさせないように配慮。最近では取り入れる医院が増えた口腔外バキュームも、開院当初から全治療台に設置。歯の切削による粉じんに含まれる細菌を吸い取ることで、院内感染予防に注力してきた。

## ●噛み合わせの違和感を残さない

　治療では、一般的な慢性歯周炎のほか、咬合時疼痛（噛みしめたときの痛

広島市安佐南区

み）や咬合不全、口腔内乾燥症が多い。口腔内乾燥症は保湿が大切で、唾液分泌を促進する薬剤を使用するほか、生活指導では水分の取り方や口腔湿潤ケア剤の使用などを促している。

歯冠修復は、噛み合わせの調和が取れていることが重要なため、噛んだときの違和感が残らないような治療にこだわっている。また、口腔機能低下を測定する舌圧測定器があり、嚥下や噛み合わせなどを考慮した治療を行っている。

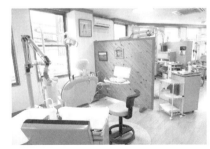
治療台

## ●患者の側に立った治療に努める

歯科治療では、歯の修復にさまざまな人工物を使用するが、材質の違いから、時間の経過とともに口の中での変化に差が現れる。そのため、「治療後の定期的な歯科健診で、口腔機能や衛生状態の維持の確認や、咬合バランスの調整などが必要です」と強調する。

院長は、「患者さんとのコミュニケーションでは、その方の身になって考えることに重きを置いています」と話す。患者は医師には言いにくいことも、他のスタッフになら話してくれる場合もあるため、スタッフとの情報共有を図りながら治療などに反映させるよう努めている。

また、院長の父が開院した階下の片山内科を弟が継承しており、糖尿病などの内科的疾患を含めて、緊密に連携して治療にあたっている。

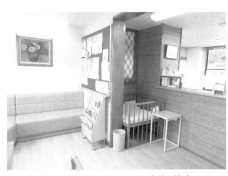
受付・待合スペース

**歯科医からのアドバイス**　人間の体は変化し続けています。治療が終了しても、取り戻したお口の健康を良い状態で維持するために、定期的な歯科検診をお勧めします。歯科医師や歯科衛生士の指導を受けながら、必要があれば早期に治療しましょう。

広島市安佐南区 一般歯科・小児歯科・矯正歯科

徹底した入れ歯調整と抜かない床矯正 訪問診療に尽力

# ゆうこう歯科

**得意分野**
歯周病、義歯、小児矯正、一般治療

**高橋 雄幸** 院長

🏠 広島市安佐南区安東2-10-2
☎ 082-872-7878

- 🕐 診療時間：9:00〜12:20／14:30〜18:50
  （土曜午後は13:00〜15:00）
  ※最終受付18:00
- 休診日：水曜（祝日のある週は土曜の時間帯で診療）、日曜、祝日
- 🚗 駐車場：4台
- HP：あり
- スタッフ：歯科医師1人、歯科衛生士3人
- 主な機器：高圧蒸気滅菌器2台、器具高温水洗浄機(Miele社製)、デジタルX線、CT、口腔内カメラ、ダイアグノデント（むし歯発見器）、レーザー

1960年呉市豊町生まれ。1986年広島大学卒業後、医療生協（山口県宇部市・徳島県鳴門市）で6年間勤務し、1993年同院開院。床矯正研究会会員。国際内科学研究会会員。塩田義歯塾会員。広島県歯科保健医療サービス提供困難者相談医。

## ●「口は健康の入口」との強い思い

モットーは、「患者の安心・安全・笑顔のために」。歯科における重症患者が減少傾向にある現状の中、なるべく大がかりな処置をしないよう心がけ、5年、10年先が良好になる状態を想定して治療にあたっている。

むし歯治療では、患者の負担軽減のため、一回の診療で2〜3本（成人の場合）を目安に治療にあたり、なるべく通院回数を少なくするよう、高い意識を持って完治をめざしている。また、「歯は体の一部」「口は健康の入り口」との思いから、定期検診に力を入れている。

近隣には古くからの団地もあり、入れ歯の高齢患者も多い。一方で、新興住宅やマンションの増加により、小児矯正にも力を入れている。地域包括ケ

アを重視しており、個人や施設などからの要請で訪問診療も行っている。

## ●調整を徹底した良質な入れ歯の製作

　一般のむし歯治療のほか、歯周病治療にも力を入れている。入れ歯の製作も多く、装着前後の調整には余念がない。

　入れ歯は、装着から半年経過する頃から、前歯同士の当たりが強くなるなど不具合が起きることが多い。そのため、前歯側を削ったり、奥歯側の裏面に緩衝材を付けたりするなど、微調整を行いながら最適な入れ歯に調整して

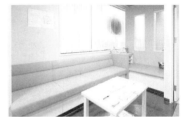
待合・キッズスペース

いる。また、患者ごとの切削機器の交換・滅菌は、約20年前から徹底しており、衛生面の管理の徹底に努めている。

## ●歯を抜かない「床矯正」を提供

　近年、子どもが小顔化している傾向があり、犬歯が歯ぐきから飛び出しているなど、歯の噛み合わせ部分のアーチも小型化し、歯並びに悪影響が出ている。この矯正のため、入れ歯に似たヨーロッパ式の装具を口腔内に取り付ける床矯正を行っている。これにより、歯を抜かずに床装置で歯のアーチ部分を広げ、歯並びを自然に直すことが可能。「前歯の生え変わり時期が最適」との見解から、小学低学年が治療の適齢期だが、成人であっても長期間装着して効果を得ている。また、マウスピースなどの装着で処置する場合も多い。

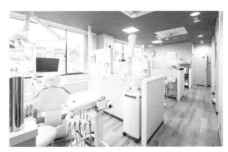
開放的な治療室

> **歯科医からのアドバイス**
> 超高齢社会に突入する中で、口の健康を保って、一生涯、自分の歯で食べ続けるという喜びを味わってほしいです。「お口から食べて、元気に暮らす」ために貢献できる歯科医院をめざしています。

広島市安佐南区

広島市佐伯区 / 一般歯科・歯科口腔外科・小児歯科

的確な噛み合わせ治療と原因追究による再発防止を行う

# かしづき歯科クリニック

**得意分野**
予防歯科、顎関節症、噛み合わせ、義歯（入れ歯）、歯周病

## 河野 敦志 院長

広島市佐伯区海老園1-12-26
082-923-8326

- 診療時間：9:00～13:00／15:00～19:00
- 休診日：木曜、日曜、祝日（祝日のある週は木曜診療）
- 駐車場：5台
- HP：あり
- スタッフ：歯科医師1人、歯科衛生士1人、歯科助手1人、受付1人
- 主な機器：高圧蒸気滅菌器、デジタルX線、オクルーザー、唾液検査培養器、口腔内カメラ、口腔外バキューム

1978年岡山県倉敷市出身。2005年広島大学歯学部卒業。開業医勤務（広島県内）を経て、2013年同院開院。臨床研修医指導医。スタディグループ志学会。

## ●再発予防などで「噛むことをお手伝い」

噛み合わせに精通する河野院長は、「噛むことのお手伝い」をモットーにしており、顎（あご）の機能をしっかりと診断し、回復と維持に努めている。また、治療方針の「原因を追究し、根本的治療で再発を防ぐ」を基に、検査や正確な診断を行って積極的に再発を予防。院長は、「患者さんの残っている歯や器官を守り、歯や顎の健康を長く維持していきたいです」と話す。

治療だけでなく、歯磨きの仕方や生活習慣の見直しも患者と一緒に行い、また、自分の歯や顎を壊していく原因を正しく理解してもらい、治療とともに再発予防に努めている。

## ●指で痛みを探る「筋の触診」を行う

治療では、歯周病や咬合（こうごう）性外傷、歯ぎしりや食いしばりなどの無意識な癖

（ブラキシズム）、知覚過敏、顎関節症（がくかんせつ）などが多い。

そして、口を開閉する筋肉や顎関節周辺を指で押して痛みを探る、「筋の触診」を行うのが特徴。成人の全顎的な矯正治療は専門医に依頼しており、患者ごとに噛み合わせなどの注意点を詳しく伝えて紹介している。

また、院内はバリアフリーで、近隣の介護ケア施設から車椅子で通院する高齢者に好評。

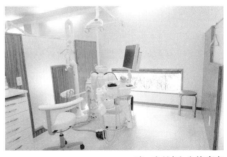

ゆったりとした治療台

## ●丁寧な問診で患者の主訴や思いをヒアリング

院長は、国内予防歯科の第一人者として有名な日吉歯科診療所（山形県）で研修を積んでおり、定期的・継続的なメンテナンスを学んで予防歯科に反映させている。

院内感染対策にも力を入れており、治療台全てに口腔外バキュームを設置。器具は消毒・滅菌室で加熱滅菌し、加熱しにくいものは専用の殺菌器を使っている。

また、カウンセリングルームでの問診では、患者の主訴や希望をまず十分に聞いた上で診察を行い、治療の相談を始める。プライバシーにも配慮し、病気だけでなく患者自身をしっかり受け止めて診療に取り組んでいる。

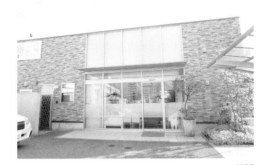

外観

> **歯科医からのアドバイス**
>
> むし歯一つをとっても、多くの場合で治療法も一つとは限りません。治療に至った原因や、各々の治療法のメリット・デメリットをしっかりと理解していただくことが、何よりも再発予防につながると思います。

広島市佐伯区

廿日市市宮内
一般歯科・歯科口腔外科・小児歯科

人生の最後まで「自分の口で食べる」を推奨

# 渡辺歯科

**得意分野**
補てつ、歯周病、歯内療法、訪問診療

**渡辺 文衛** 院長

🏠 廿日市市宮内782-2
☎ 0829-39-4618

- 診療時間：9:00～12:30／14:00～18:00
- 休 診 日：土曜午後、日曜、祝日
- 駐 車 場：3台
- Ｈ　Ｐ：なし
- スタッフ：歯科医師1人、歯科衛生士1人、診療補助2人、受付1人
- 主な機器：高圧蒸気滅菌器、デジタルＸ線、炭酸ガスレーザー、YAGレーザー

1949年長崎市生まれ。1974年広島大学歯学部卒業。開業医（広島市）勤務を経て、1981年同院開院。広島大学歯学部臨床研修指導医。元警察歯科医会理事。宮内小学校歯科医。

## ●日頃のコミュニケーションで患者との信頼関係を築く

「人生の最後まで自分の口で食べる」ことを念頭に置き、食べることを第一に考える治療を行っている。治療方針は、「治療の基本を大切にし、コミュニケーションを重視する」こと。医師から見れば最適な技術でも、患者各々の希望は異なるため、納得してもらえる治療法を考える。患者は幼児から高齢者までと幅広く、地域住民を中心に佐伯区や大野町地域などからの通院もある。

診療では、仕事や家族、最近の出来事など、治療以外のことも話をしながら、心穏やかに治療を受けられるように努める。渡辺院長は、「患者さんとのラポール形成（心から打ち解けあう）が治療には欠かせないと考えています」と話す。

## ●「動機や主訴の解決が第一」のもと治療を提供

同院ではう蝕（しょく）や、歯周病と噛み合わせを考慮した治療が多い。また、しっ

かりと噛める義歯作製にも力を入れており、患者各々の状態に合わせて柔軟に対応し、状態が良ければ2〜3か月程度の診療で完了。「患者の主訴や来院の動機の解決が第一」と考え、過剰な検査や治療は控えるように心がけている。

問診ではカウンセリングルームや問診票を使わず、治療中の世間話の中から患者の状態を丁寧に把握。口腔内の問題点や治療でのリスクを説明し、予防意識を持つことを促す。入れ歯には、災害時を想定して名前入れを推奨している。

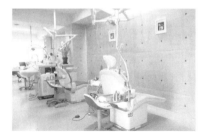
洗練された治療室内

## ●口から食べる機能を支えたい

同院では、患者の負担が少ないレーザーを早期から取り入れるなど、診療に対する柔軟性を意識している。また、医療展示会には歯科衛生士も同行し、治療に役立つものは積極的に採用。

院長は、約25年前から老人保健施設「ひまわり」で週1回程度の訪問診療を行っており、2016年からは「食べはつ（食べる希望を支援するネットワークはつかいち）」の活動に参加。在宅や施設での適切なケアのもと、「口から食べる機能を支える」ことをめざし、食事に関する知識などの向上を図る。こうして、地域で高齢者を支えるネットワークづくりに参加し、食事に関する知識などの向上を図っている。

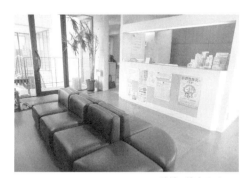
受付・待合スペース

> **歯科医からのアドバイス**
> 誤嚥のリスクが軽減されても、胃ろうや経管による栄養摂取などで、自分の口から食べる行為がなくなるのは悲しいことです。人生の最後まで、自分の口で食べましょう。

大竹市油見

一般歯科・小児歯科・歯科口腔外科

待たせない・痛みが少ない・医科連携で患者を支える

# 坪井歯科クリニック

**得意分野**
補てつ全般（義歯など）、睡眠時無呼吸症候群、顎関節症など

## 坪井 将洋 院長

🏠 大竹市油見2-6-7
☎ 0827-52-1181

- 診療時間：9:00～13:00 ／ 14:30～18:00
- 休 診 日：木曜・土曜午後、日曜、祝日
　　　　　　（急患の場合は相談可）
- 駐 車 場：7台
- H　P：あり
- スタッフ：歯科医師2人、歯科衛生士2人
- 主な機器：デジタルX線、歯科用レーザー、口腔内カメラ、滅菌消毒用オゾン水・蒸留水作成器、高速超小型滅菌機、口腔外バキューム

1974年広島県大竹市生まれ。2005年岩手医科大学歯学部卒業、2011年広島大学大学院歯学博士課程修了。広島大学病院義歯・インプラント診療科、廿日市山中歯科クリニック副院長などを経て、2016年同院開院。歯学博士。

### ●患者に寄り添い「納得できる治療」を心がける

　治療方針は、「患者の希望を細かく聞き、できる限り実施する」こと。坪井院長は、「自分がされて納得できることをして、嫌なことはしません」と話す。予約時間通りに診療を開始することを心がけ、予約の患者には待ち時間がほとんどないことが特徴。開院以来、地域住民を中心に広島市内や山口県などから来院し、年齢層も子供から高齢者まで幅広い。

　院内は完全バリアフリーで靴のまま入れるため、車いすや足腰が悪い患者も通院しやすい。治療室は個室と半個室でプライバシーに配慮しており、個室には無線ユニットを導入しているため車いすに乗ったまま治療ができる。また、患者とスタッフの通路を分離し、診察中の危険回避に努めている。

## ●痛みが少なく噛み合わせを考慮した治療

院長は、広島大学病院の義歯・インプラント診療科などで勤務し、豊富な経験と実績がある。高齢患者の義歯作成希望はもちろん、子供のむし歯治療や噛み合わせの相談も多いという。

歯ぎしりや食いしばり、TCH（歯列接触癖）、顎関節症は院長が大学院で研究していたため、治療に反映されている。また、原因が明確になりにくい口腔の不調なども診療しており、歯周病のほか親知らずの抜歯などの口腔外科症例にも対応している。

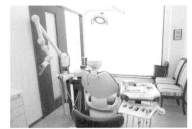

治療台（個室）

なるべく痛みの少ない、リラックスして受けられる治療を心がけ、噛み合わせを十分に考慮。矯正歯科専門のこじま矯正歯科（広島市中区）とも連携し、同院の医師を週1回招いて治療にあたっている。

## ●内科医院（父・兄・妻）との連携で患者をサポート

歯科領域以外の疾患が考えられる場合は、患者からしっかりと話を聞き、至近の内科医院（院長の実家）と緊急時に素早い連携と対応が可能。

特に、睡眠時無呼吸症候群のマウスピース作製では、専門医である院長の兄と診療体制で連携強化を図っており、スムーズな診療が受けられる。

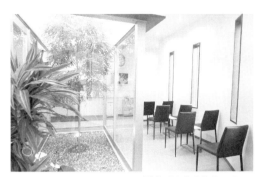

開放感のある待合スペース

> **歯科医からのアドバイス**
> 体はお口から摂る栄養で成り立っています。そのお口に不調をきたすと、体に不調が現れる可能性があります。寿命と健康寿命には約10歳の差があるといわれており、歯の治療以外に舌や頬、噛み合わせなどの「お口に関する定期的なケア」を、子どもの頃から習慣化していくことで健康寿命を延ばしていきましょう。

安芸郡海田町 一般歯科

「包括的歯科治療」による地域に根差したかかりつけ歯科医院

# 長畑歯科医院

**得意分野**
かかりつけ歯科医としての包括歯科診療

## 長畑 光 院長

🏠 安芸郡海田町窪町4-51
☎ 082-822-2488

- 🕐 診療時間：9:00～13:00 ／ 14:30～18:30（土曜は17:00まで）
- 休診日：木曜午後、日曜、祝日
- 駐車場：契約駐車場あり
- HP：あり
- スタッフ：歯科医師2人、歯科衛生士4人、歯科助手1人、受付1人
- 主な機器：高圧蒸気滅菌器、プラズマガス滅菌器、洗浄消毒器、デジタルX線、CT、ダイアグノデント、マイクロスコープ、レーザー

1948年福岡県生まれ。1974年九州歯科大学卒業。広島大学病院勤務（11年間。日本口腔外科学会認定医・日本歯科麻酔学会認定医取得）を経て、1985年同院開院。歯学博士。日本口腔外科学会。日本歯科麻酔学会。日本歯周病学会。日本歯科検査学会など。広島大学客員講師。

## ●治癒能力を引き出す「包括歯科治療」に尽力

　治療方針は、「病気だけを診ず、病気を持った人を診る」こと。

　長畑院長は、「口の中の病気の多くは生活習慣病です。患部の治療だけでなく、患者さん自らが生活習慣を変えて、全身の健康状態を向上させるよう努める必要があります」と話す。院長の恩師は、医科・歯科両方の資格を持ち、歯科治療が与える体への影響を強く意識していたため、それが今の診療につながっているという。

　同院は、開院当初から「医療（治療と予防）＋保健（健康促進）」の保健医療を掲げる。全身の状態、生活習慣、患者の希望なども聞き、治癒能力を引き出しながら治療を行う「包括歯科治療」を心がける。

　また、医院全体で定期的にミーティングを行い、診療中に気付いた意見や

問題、その解決方法などを常に共有。患者とは、話しやすく、聞きやすい雰囲気を心がけ、患者自らが自主的に治療を受けるよう促している。

## ●世代別のライフサイクルに応じた医療を提供

同院では、患者の年代別にライフサイクルに応じた予防や治療を行っており、安心安全を考慮した妊娠中の口腔ケアも評判が高い。

子どもたちの咬合（こうごう）育成にも取り組んでおり、また、大人の歯周病の改善・維持や高齢者における歯の保全も手がけ、QOL（生活の質）の維持向上を図る。そして、通院が難しい高齢者に対して訪問診療も行っている。

80歳以上の平均残歯数は、16.8本（2015年）。毎年「8020（いい歯の表彰）」を、同院の患者から数人ずつが受賞している。長く継続して来院する患者には、自分の歯が残っている高齢者が多いという。

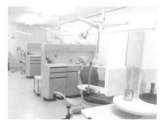
診療室

## ●院内感染防止を徹底

院内の衛生管理対策では、安全かつ最高クラスの滅菌能力を兼ね備えた高圧蒸気滅菌器やプラズマガス滅菌器を完備し、院内感染防止を図っている。

院長は、「これまで培ってきた経験を基に患者に寄り添い、良質の歯科医療を提供して地域住民の健康に寄与したいです」と話す。

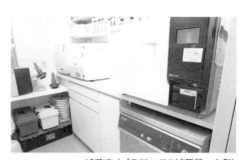
滅菌室（プラズマガス滅菌器、右側）

**歯科医からのアドバイス**
お口の健康は、全身の健康ひいては生活の質の向上に関わっています。常日頃、お口の健康に気を付けて、家庭でのケアと医院での定期的なケアが大切です。お口に関する問題は、身近な存在であるかかりつけ歯科医にいつでも相談しましょう。

安芸郡坂町

一般歯科・小児歯科・歯科口腔外科

### かかりつけ総合歯科医として丁寧に患者に寄り添う

# なかむら歯科医院

**中村 謙一** 院長

安芸郡坂町横浜中央
1-3-5 坂共立医療ビル 2F
082-820-1811

- 診療時間：9:00〜12:00／14:00〜18:00
  （土曜午後は17:00まで）※上記は受付時間
- 休診日：木曜、日曜、祝日
- 駐車場：7台
- HP：なし
- スタッフ：歯科医師2人、歯科衛生士6人、受付1人
- 主な機器：高圧蒸気滅菌器、ガス滅菌、洗浄機、レーザー、マイクロスコープ、デジタルX線、CTなど

1967年広島県生まれ。1993年九州大学歯学部卒業。広島大学第一口腔外科、JA尾道総合病院勤務を経て、2000年同院開院。日本歯内療法学会（JAE）。米国歯内療法学会（AAE）。日本口腔外科学会。摂食嚥下リハビリテーション学会。

### ●エビデンスに基づいた治療を提供

　同院は子どもから高齢者まで、幅広い疾患を診療する地域のGeneralist（かかりつけ総合歯科医）。エビデンス（科学的根拠）に基づいた治療を提供しているのが特徴で、最新治療については必ず文献を調べ、データを十分に把握してから導入する。

　「テレビや雑誌で目にする最新治療の中には、エビデンスが乏しいものもあります。患者さんに本当に効果があるのか、じっくり検証した上で、納得したものだけを治療に取り入れています」

### ●コミュニケーションを大切にした誠実な診療が好評

　中村院長は、「これからも、地元に寄り添いながら歩んでいきたいです」

と話す。2018年7月の豪雨災害で坂町地域は大きく被災したが、院長の実家も大規模半壊して復興途中（診療所は無事）。「口腔機能低下（食べたり飲んだりが難しく感じること）の患者さんの診療や、自宅・施設・病院などへの訪問診療に、より一層力を入れていきたいです」と、地域に貢献する意思を強く語る。

診療では、初診の検査後に治療のメリット・デメリットをしっかり説明し、患者の理解を得た上で治療を開始。必要があれば大学病院などの専門医と連携し、できる限り患者の要望に応える。こうした、患者に寄り添いコミュニケーションを大切にする誠実な診療が評判になっている。

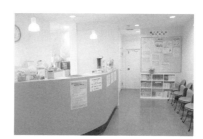

受付・待合スペース

## ●米国で学んだ治療コンセプトを同業界へ広く伝える

歯内療法にも重点を置いており、必要に応じてマイクロスコープを用いた診療を行っている。2人の歯科医師と信頼の厚い歯科衛生士とともに、あらゆる分野の疾患に対して丁寧に治療を行う。

スタッフ教育にも力を入れており、情報共有のためのミーティングはもちろん、勉強会も定期的に開催。さらに、院長はペンシルバニア大学（米国）で学んだ科学的根拠に基づく治療コンセプトを、歯科業界全体に広めるための講演なども行っている。

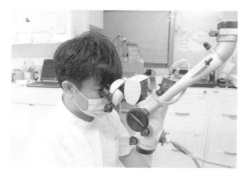

必要に応じてマイクロスコープを使用する

**歯科医からのアドバイス**

かかりつけ医は身近な存在です。むし歯や歯周病だけでなく、口の中や顎のことなどで不安があれば、遠慮なくかかりつけ医にご相談してはいかがでしょうか。

安芸郡坂町

呉市本通

アットホームが好評 予約なしでも安心の「駆け込み寺」

# 清田歯科医院

**得意分野**
歯周病、予防歯科、入れ歯、歯内療法、小児歯科

**清田 晴夫** 院長　**清田 真理** 副院長

🏠 呉市本通7-14-4
☎ 0823-21-4717

- 🕐 診療時間 ： 9:00～12:00／14:00～18:00
  （土曜午後は16:00まで）
- 休 休 診 日 ： 木曜、日曜、祝日
- 🚗 駐 車 場 ： 6台
- 💻 H　　P ： なし
- 👥 スタッフ ： 歯科医師2人（うち非常勤1人）、歯科衛生士1人、歯科技工士1人、歯科助手4人、受付1人
- 🔧 主な機器 ： デジタルX線、YAGレーザー、炭酸ガスレーザー、口腔外バキューム、高圧蒸気滅菌器、パルスオキシメーター、AED

きよた・はるお。1948年呉市生まれ。日本歯科大学卒業後、1973年同院継承。日本歯科医師会。

きよた・まり。呉市生まれ。2003年日本歯科大学歯学部卒業。2007年広島大学大学院医歯薬学総合研究科歯周病態学分野修了。東京医科歯科大学顎口腔外科医員を経て、2014年より現職。歯学博士。日本歯周病学会会員。

## ●地域密着型のアットホームな雰囲気が好評

　治療方針は、「痛くない、削らない治療」。患者の希望に沿った治療法を複数提案し、子どもには歯磨き指導など予防を大切にした治療を心がけている。また、できる限り抜歯せず「自分の歯で噛む」を第一に、全身疾患も考慮に入れた診療を行っており、「一生涯にわたってお口の健康を守る主治医」として、安心して気軽に通ってもらえる地域のかかりつけ歯科医である。

　2代目の清田院長は、約40年前の就任以来、業界では珍しい「予約不要」を貫く。急患にも快く対応し、応急処置の終了後はかかりつけ歯科医院に戻るよう勧めており、同業界からは「駆け込み寺のような歯医者」と感心されているという。患者は地域住民が中心で、3歳から90歳まで3世代で通う

一般歯科・小児歯科・歯科口腔外科

患者も多く、地域密着型のアットホームな雰囲気が人気を呼んでいる。

## ●日常的な歯のトラブルに迅速に対応

治療では、歯周病と義歯製作（入れ歯）の依頼が多い。院長の弟である歯科技工士が在勤しており、「前歯が折れた」「入れ歯が壊れた」などのトラブルにも、1時間程度で対応している。

副院長（2014年就任）は、大学院時代に歯周病で失われた骨の再生の研究を行い、同院の歯周病治療に導入。また、東京医科歯科大学の顎口腔外科診療に

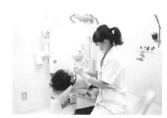

副院長による小児歯科治療の様子

も携わった経験があり、抜歯を得意とする。ベテランの歯科衛生士によるPMTC（歯のクリーニング）は手際が良く、安心感があると患者に好評である。

## ●よく噛める精密な義歯制作が好評

義歯については、型を取る段階から患者に合わせて作成。患者ごとに合った精密な義歯作成が可能で、痛みがなくよく噛めると評判が高い。中でも、見た目に入れ歯と分かりにくい、ノンクラスプデンチャー（金属不使用でフィット感に優れる素材の入れ歯）が好評。

診察では、セパレート方式の治療台で患者としっかり話を行う。長年の臨床経験から最善の治療法を提案し、親近感あふれるやり取りの中で、患者の希望を聞き取る。院長は、「将来的には、さらに高いレベルの審美的歯科治療も採用し、患者さんの選択肢を広げていきたいです」と話す。

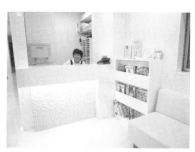

受付・待合スペース

**歯科医からのアドバイス**
歯周病は単なるお口の病気ではなく、全身の健康と密接な関係があります。歯周病は自覚症状がないため、日頃の歯や歯ぐきのお手入れがとても重要です。かかりつけの歯科医院を持ち、一生涯にわたって歯とお口の健康を保っていきましょう。

東広島市寺家駅前

一般歯科・小児歯科・歯科口腔外科

医科歯科連携で地域の患者に寄り添う歯科医院

# いけだ歯科クリニック

**得意分野**
歯周病、予防歯科、入れ歯、被せもの

池田 将 院長　池田 英里 副院長

東広島市寺家駅前 14-17
寺家駅前クリニックビル 2F
☎ 082-493-5711

- 診療時間：9:30～13:00／14:30～19:00（土曜はHP参照）
- 休診日：木曜、日曜、祝日
- 駐車場：41台
- HP：あり
- スタッフ：歯科医師2人、歯科衛生士3人、歯科助手兼受付2人
- 主な機器：高圧蒸気滅菌器、口腔外バキューム、デジタルX線、歯科用コンビームCT、半導体レーザー、ピエゾサージェリー、SMT、口腔内カメラ

いけだ・しょう。1981年福岡県生まれ。2004年立命館大学理工学部卒業。2010年広島大学歯学部卒業。同大学病院歯科研修医、開業医（広島市）勤務を経て、2017年4月同院開院。

いけだ・えり。岡山県出身。2009年広島大学歯学部卒業後、同大学病院歯科研修医、同大学大学院医歯薬総合研究科歯周病態学研究室修了、開業医勤務などを経て、2017年4月より現職。

## ●丁寧で温もりのある家庭的な診療をめざす

　スタッフ全員で患者が持つ悩みに真摯に向き合い、丁寧で温もりのある診療をめざしている。院長は、「多くの患者さんが初診時は緊張して来院されますが、受診後は多くが笑顔で帰ってくださいます。皆さんの笑顔を見るのがとてもうれしいですね」と話す。

　副院長（妻）と二人三脚で、家庭的で居心地の良い診療スタイルが特徴。寺家駅北口から徒歩1分の駅前のクリニックビル内にあり、清潔感漂う室内とスタイリッシュなデザインの快適な環境。駐車場完備で通院至便の立地である。

東広島市寺家駅前

### ●高いレベルの滅菌対策で安心を提供

学生時代からバイオフィルム研究に携わり、細菌や感染症の知識が豊富な院長の方針で、滅菌対策は高いレベルを保っている。「患者さんの命に関わることについては、スタッフにも厳しく伝えています」との言葉通り、診療室は高度な清潔が保たれており、機器レイアウトも安心感を与える配慮が施されている。また、多忙な患者にも気軽に受診してもらえるよう検査システムも充実。「SMT（多項目・短時間唾液検査システム）」という、5分程度でむし歯や歯周病リスクが判定できる唾液検査もある。

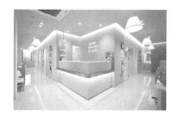

スタイリッシュな設計の受付

### ●歯周病学会認定医による丁寧な歯周病治療

同院は歯周病治療に力を入れている。近年、歯の健康に対する意識が高まり、自ら希望して歯周病検査を受ける患者も多いという。院長は、「歯垢に付いている細菌が口の中で引き起こす症状について、患者さんはよくご存知でないと思います。フロスを使って歯ぐきから出血したなど、些細なことでも気軽に受診してほしいです」と話す。副院長は日本歯周病学会認定医でもある。

同院では、病気の原因について患者に丁寧に説明を行っており、歯垢歯石を機器で取り除くスケーリング技術にも定評がある。医科連携にも積極的で、同ビル内に併設されている耳鼻咽喉科や内科の医師と可能な限り医療情報を共有し、患者の健康向上の手助けに尽力している。

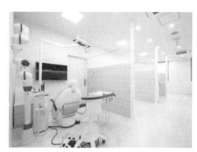

プライバシーに配慮された治療スペース

> **歯科医からのアドバイス**
> お口は全身の入り口です。お口の中の環境を整えて、健康寿命を延ばしましょう。お口の健康を守るためにも、定期的なメンテナンスをお勧めします。どんな些細なことでも、歯科医にご相談ください。

東広島市高屋町

一般歯科・小児歯科・歯科口腔外科

充実した予防歯科と世代間に合わせた治療を提供

# 藤田歯科医院

**得意分野**　予防歯科、小児歯科

**藤田 光訓** 院長

東広島市高屋町中島429-1-2F
082-426-5514

- 診療時間：9:00～13:30／15:00～19:00
  （土曜は9:00～15:00）
- 休診日：水曜、日曜、祝日
  （祝日がある週は水曜診療の場合あり）
- 駐車場：6台
- HP：あり
- スタッフ：歯科医師1人、歯科衛生士4人、歯科助手3人
- 主な機器：高圧蒸気滅菌器、デジタルX線、口腔内カメラ、ヤグレーザー、技工用レーズ、プロフィーメイトNEO、LEDホワイトニングライト、口腔外バキューム

1982年岡山県生まれ。2008年徳島大学歯学部卒業。岡山大学総合歯科勤務などを経て、2014年同院開院。広島歯科医師会。日本口腔インプラント学会。小児口腔外科学会。マイティスアローインプラント公認インストラクター。

## ●歯の保存にこだわり世代に合った治療を提供

　治療方針は、「歯の保存にこだわる」こと。予防を根幹とし、歯と神経を保存して、可能な限り痛みがなく、抜歯せずに削らない治療を基本としている。治療におけるリスクについては、患者とともに歯科医師が共有する覚悟を持って治療方法を選んでいる。同院は、認定基準の厳しい「かかりつけ歯科医機能強化型歯科診療所」で、充実した保険診療・予防処置・訪問診療が可能。

　患者は、幼児から高齢者まで幅広く、世代に合わせた治療を提供。セパレートされた全ての治療台にはキッズスペースがあり、子連れの患者が、治療中も子どもに目が届く安心感がある。藤田院長は、子どもにけん玉を教えたり、バルーンアートを作ったりすることもあるという。

西高屋駅に至近なため、通勤通学途中に通う患者も多く、呉市などからの来院もある。訪問診療では、東広島市の志和から河内まで16km圏内を診療。

## ●予防歯科で生活習慣改善に努める

むし歯や歯周病の治療が多いが、患者の6割は予防歯科。患者と話をしっかりした後、口腔内を診察し、生活習慣によるリスクを把握して将来の姿を予測する。そしてリスクを伝え、生活習慣を改善するよう指導も行っている。また、各治療台のモニターはインターネットにつながっており、最新の治療法などが画像ですぐに確認できる。

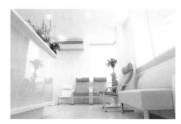
待合室

## ●質の高い歯のクリーニングが好評

歯周病治療では、垂直性骨欠損にリグロスという薬剤を使う再生療法を提供（保険適用）。希望があればリスクの説明を行い、IPC治療（歯の神経を取らずにむし歯を一部残し、セメントで詰める）も行う。

PMTC（歯のクリーニング）は、1時間かけて丁寧に行っている。専門性の高い歯科衛生士が、掃除だけでなく歯を強化するフッ素塗付や、プロフィーメイトNEO（歯面の着色を強力に取る）などを使用する。歯へのダメージが少ない、LEDホワイトニングライトを使うホワイトニングや、技工用レーズで義歯をきれいに磨くサービスも好評を得ている。

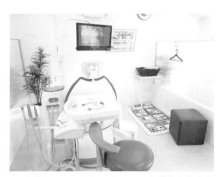
画像モニターやキッズスペースを備えた治療室

> **歯科医からのアドバイス**
> むし歯や歯周病のリスクは、生活習慣によって異なります。かかりつけの先生に、あなたのリスクを教えてもらいましょう。かかりつけの歯医者をお持ちでない方は、歯医者さんにクリーニングに行きましょう。

東広島市西条昭和町

一般歯科・矯正歯科・小児歯科

全身の健康を考慮した歯科医療のエキスパート

# フロンティア歯科クリニック

**得意分野**
根管治療、顎関節治療、咬合治療、予防歯科

## 倉田 洋史 院長

東広島市西条昭和町9-4
082-423-9833

- 診療時間：9:00〜12:00 ／ 14:00〜19:00
  （土曜午前は13:00まで）
- 休診日：土曜午後、日曜、祝日
- 駐車場：9台
- HP：あり
- スタッフ：歯科医師2人、歯科衛生士5人、歯科助手1人、歯科技工士1人
- 主な機器：アーム型X線CT診断装置、マイクロスコープ、咬合測定器、高圧洗浄機、歯科ユニットウォーターライン除菌装置など、ミリングマシーン、姿勢診断ソフト、ガス滅菌器、炭酸ガスレーザー、口腔内カメラなど

1976年広島市生まれ。2004年福岡県立九州歯科大学卒業、九州歯科大学予防歯科学講座入局。2008年同院開院。歯学博士。日本口腔衛生学会（予防歯科）認定医。歯科医師臨床研修指導歯科医。東広島歯科医師会理事。

## ●病気にならない体をつくるために

　診療ポリシーは、「病気を治す医療ではなく、病気を予防する医療」。歯科医療の枠を超えて、西洋医学や東洋医学（鍼灸など）、代替医療（カイロプラティック、オステオパシーなど）を取り入れた、統合治療を行っている。
　倉田院長は、「歯の詰め物一つで、肩こりや難聴、めまい、胃腸障害、高血圧などが起き、全身に影響することがあります。反対に、体の不調が原因で、歯ぎしりや顎関節症などが起こることもあります」と、体の健康と生活の質（QOL）を考えた歯科治療の大切さを話す。また、予防医療にも力を入れている。

## ●正確な検査で患者に合った治療計画を提案

　最初と最後にしっかりとした検査を行うのが同院の特色。むし歯菌検査の

東広島市西条昭和町

ほかに、体のゆがみをチェックする姿勢測定検査なども行っており、オクルーザーを使った噛む力の検査で、噛み合わせを確認している。

検査では、頭頸部全体が撮影できる、広範囲CT「アルファード」(中国地方で4台のみ)を使って頭頸部のゆがみを診断。口腔内の精密な診断を行い、細かな違和感も見逃さないことを心がけている。

検査後は、患者一人ひとりに合った治療計画を提案。基本的に悪いところを全て治療し、予防医療にシフトできるよう最善を尽くす。

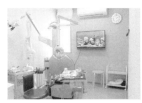
治療台

## ●バランスを重視した噛み合わせ治療を提供

同院では、噛み合わせを重視した治療を提供。「噛み合わせの悪さは体の不調だけでなく、人相にまで影響します。例えば、ツルツルの銀歯が入っていると、きちんと噛めずに顎がずれたり、歯が割れたりすることも。大切なのはバランスです。全身を診て、左右のバランスを整えながら噛めるよう治療していきます」

義歯については、形や精度などでレベルの高いものを提供するため、歯科技工士も常駐。きわめて変形の少ない義歯重合器と、ミリングデンチャー(部分入れ歯)を制作可能なミリングマシーンを保有。医師の細かい指示のもとで製作しているため、義歯のセット時に調整が少ないと患者の評判も高い。

衛生面も徹底しており、専用の滅菌室を完備。医療器具洗浄機ミーレや、高温加圧滅菌器とガス滅菌器を併用した、院内感染のリスク防止を行っている。さらに、細菌への対策としてウォーターライン除菌装置を使用し(東広島初)、トイレを含めたクリニック内の全ての水を殺菌・消毒している。

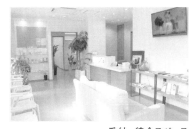
受付・待合スペース

> **歯科医からのアドバイス**
> 歯は体の一部です。歯が悪くなっても体に影響がありますし、体が悪くなっても歯が痛くなります。医療の進歩とともに、歯科医療も全身を診て歯の治療をする必要があると考えています。

東広島市西条岡町

一般歯科・小児歯科・矯正歯科

体にやさしい必要最小限の治療で患者を支える

# 薮本歯科クリニック

**得意分野**
セラミック修復、歯周病、審美歯科、スポーツ歯科

**薮本 修** 院長

🏠 東広島市西条岡町 3-25
☎ 082-421-5655

- 診療時間：9:00～13:00／14:30～19:00（土曜は17時まで）
- 休診日：木曜、日曜、祝日
- 駐車場：3台
- HP：あり
- スタッフ：歯科医師1人、歯科衛生士3人、歯科助手1人、受付2人
- 主な機器：高圧蒸気滅菌器、デジタルX線、口腔内カメラ、ダイアグノデントペン(光学式カリエス検出装置)、CO2レーザー、トライオートZX、ペンタミックス、セレックシステム、ミリングマシン

1965年東広島市生まれ。1993年九州歯科大学卒業。医療法人恵歯会、開業医勤務を経て、1996年同院開院。2013年バリアフリーに改装。東広島市歯科医師会副会長・保険部理事。中・四国矯正学会会員。スポーツデンティスト。

## ●患者に寄り添った必要最小限の治療にこだわる

　同院は、徹底してミニマムインストラクション（必要最小限の治療）にこだわる。薮本院長は、「後戻りできない治療はしません。口腔内の小さな問題も発見して、とにかく歯を抜かない・削りすぎないための治療を、患者さんと一緒に考えています」と話す。

　「歯科治療にも人生設計がある」と考える院長は、3歳児からフッ素塗布による治療を提案。むし歯菌の活動を抑制し、歯を強くする予防処置を行うと同時に、患者の家族の話を聞いて、むし歯になりやすい生活習慣を改善するため丁寧な指導に努める。

東広島市西条岡町

## ●セラミックによる体にやさしい治療を提供

　同院は2013年1月に、東広島市では初となる「CEREC(CEramic REConstruction、セラミック修復)システム」とセラミックを削る「ミリングマシン」を導入した。3Dカメラで口腔内の患部を撮影後、CAD/CAMソフトで修復か所をすぐに設計。その後、設計データを基にミリングマシンを使って加工し、口腔内へセットすれば治療が完了する。

　院長は、「これは、治療に対する患者さんの心的負担を大きくしないためにも、有効な治療法だと考えています」と話す。その上、セラミックは金属とは異なって歯垢が付きにくく、金属アレルギーの心配も少ないとされており、人の体にやさしい治療法である。

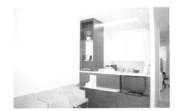

受付・待合スペース

## ●「あなたのかかりつけ歯科医院でありたい」

　院長は学生時代に培った競技経験を生かして、現在もスポーツ歯科学の研究を重ねている。ボクシングやフットボールなどの、人間同士の接触が多い競技の選手が装着するマウスガード製作の症例は、年に20件を超える。選手の飲み物についても、むし歯予防のために指導を欠かさないという。

　学園都市である東広島市で開院して約20年。時代の移り変わりとともに、院内をバリアフリーや個室の診察室、手術室用空気清浄器などの環境に整えた。変わらないのは患者の生活に寄り添う信条。「あなたのかかりつけ歯科医院でありたい」が、スタッフ全員の口癖である。

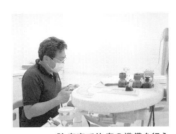

診療室で治療の準備を行う

**歯科医からのアドバイス**　さまざまな生活習慣の影響により、口腔内が破壊されていることがあります。定期的な健診で小さな変化に気付いたときは、患者さんと一緒に考えながら、適切なアドバイスをしていきたいと思います。

三原市宮浦 / 一般歯科

精通する歯周病治療で患者の健康を支える

# おがた歯科

**得意分野** 歯周病、むし歯予防

## 小方 好一郎 院長

🏠 三原市宮浦 3-30-30
☎ 0848-61-5775

- 診療時間：9:30～13:00／14:30～19:00（土曜午後は18:00まで）
- 休診日：木曜午後、日曜、祝日
- 駐車場：5台
- HP：なし
- スタッフ：歯科医師1人、歯科衛生士1人、歯科助手1人、介護ヘルパー1人、歯科技工士1人
- 主な機器：高周波治療器、酸化電位水生成器で除菌治療、高圧蒸気滅菌器、デジタルX線、口腔内カメラ

1968年山口県周南市生まれ。1992年広島大学歯学部卒業。広島大学歯学部附属病院文部教官助手、ときえだ歯科クリニック副院長、日本鋼管福山病院歯科を経て、2003年同院開院。

## ●患者に寄り添った丁寧な治療を行う

　診療方針は、「患者さんに寄り添った治療を丁寧に行う」こと。対症療法だけでなく疾患の原因を明確にし、症状を繰り返さないためにはどうしたらよいかを説明。口腔ケアや食事指導、生活習慣の改善などの指導も行っている。
　生涯、自身の歯で噛めることを目標に置き、予防を主軸とした口腔内のメンテナンスを中心に、必要最低限の加療を行っている。積極加療が必要な患者には、最新医療を含む、複数の選択肢を提示できる体制を整えていく方針である。

## ●歯科のみならず医科系疾患にも対応

　小方院長は「痛む・しみるなどの自覚症状がなく、他の歯に悪影響がない

場合は温存療法優先で治療を行います。ですが、定期的な経過観察が絶対条件です」と話す。また、糖尿病や高血圧などの医科系疾患のある患者には、病状変化に合わせて内服薬の変更を行い、口腔管理も細やかに行っている。

通院が困難な患者には、無料送迎などのサービスで利便性を図る。歯科矯正は専門医へ紹介し、より高度な技術が必要な口腔外科処置は近隣の興生病院、JA尾道総合病院、三菱三原病院などの歯科や大学病院へ紹介している。

医科的な処置が必要な場合は、かかりつけ医へ情報提供を行うなど、患者に寄り添う体制も万全。また、全員参加の勉強会を定期的に実施しており、スタッフ全員で患者の情報を共有し、初診から時系列で症状管理を行っている。

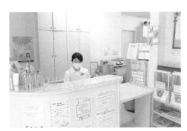

受付

## ●得意の歯周病治療で周辺地域に貢献

院長は歯周病治療を得意としており、急性症状から1・3・6か月ごとの検診まで丁寧にフォローを行っている。患者は地元だけでなく、竹原市・尾道市・福山市などの周辺市域からも訪れ、歯周病治療(定期検診を含む)・う蝕治療・歯内治療・歯牙接触癖などの疾患が多いという。

標準治療以外では、顎の筋肉のストレッチやセルフマッサージの指導、食事指導、生活習慣の改善指導にも力を入れている。

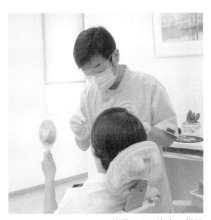

院長による治療の様子

> **歯科医からのアドバイス**
> 歯周病やむし歯は生活習慣病の一つです。ご自身で生活習慣を自覚し、改善することが大切です。お口の健康は体の健康を支えます。口腔ケアを行うことは、元気や美しさを保つための近道です。

# くりはら歯科医院

再発予防に重点を置いた歯周病専門医による治療を提供

**得意分野**：歯周病治療（歯周組織再生療法など）

三原市宮沖

一般歯科・小児歯科・歯科口腔外科

**栗原 幹直 院長**

- 三原市宮沖3-8-13
- 0848-61-0418

- 診療時間：9:00～13:00／15:00～19:00（土曜午後は17:00まで）
- 休診日：水曜（祝日のある週は診療）、日曜、祝日
- 駐車場：6台
- HP：あり
- スタッフ：歯科医師2人（うち非常勤1人）、歯科衛生士5人、受付・歯科助手3人
- 主な機器：高圧蒸気滅菌器、ハンドピース専用滅菌機・デジタルX線、口腔内カメラ、Co2レーザー、口腔外バキューム、光殺菌器

1964年岡山県生まれ。1994年徳島大学卒業、岡山大学歯科保存学第二講座（現歯周病態学講座）入局。厚生技官、里人会興生総合病院歯科医長を経て、2004年同院開院。日本歯周病学会歯周病専門医。日本糖尿病協会登録歯科医。

## ●歯周病のスペシャリストによる治療の提供

　栗原院長は、日本歯周病学会歯周病専門医・日本糖尿病協会登録歯科医の二つの肩書を持っており、歯周病は口腔内の病気だけではなく、糖尿病など全身に影響を与えるため、これらを考慮に入れながら治療を行っている。「患者さんのご希望をできる限り尊重して、一人ひとりに最適な治療を提供しています。また、再発予防のための定期的なメンテナンスにも力を入れています」

　同院には3人の日本歯周病学会認定歯科衛生士が在勤。スタッフ全員が、歯周病のスペシャリストとして患者の診療にあたれるよう、院内外での研修や勉強会を重ね、資格取得に向けての研さんにも努めている。また、院長はホームページや情報誌、さらには糖尿病患者会や医療者対象の講演などで、歯周病に関する情報発信を行っている。

## ●再発予防のためのメンテナンスを丁寧に行う

若い人から高齢者まで、軽度から重度までの歯周病患者が、三原市内だけでなく福山市・竹原市・東広島市などの周辺地域からも訪れる。

まず、治療前にカウンセリングをしっかり行い、患者の主訴を改善。その後、患者・歯科医師・歯科衛生士のそれぞれの協力のもとで治療を行っていく。治療後も、再発予防のためのメンテナンスを1〜3か月ごとに、患者各々の病態に応じて歯科衛生士がしっかり行っている。

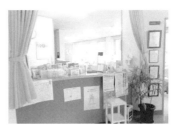
受付

## ●全身を考慮しながら歯周病治療に尽力

歯周病は、歯周病細菌の感染によって発症する疾患のため、「感染源を取り除く第一歩は、正しい歯磨きをきちんとすること」だという。同院では歯磨き指導から、重度の歯周病患者に手術が適応と判断できれば、リグロスを使った最新治療(歯周組織再生手術)を保険内で提供。また、歯周病の再発予防ため、メンテナンスに重点を置いた丁寧な診療に、スタッフ全員で力を入れている。

そして、「歯周病は糖尿病などの全身疾患と相互に関連する病気」という認識のもと、尾道総合病院や興生総合病院などの拠点病院と必要に応じて連携している。院長は、「今後は、さらに医科と歯科の連携を強化していきたいです」と話す。

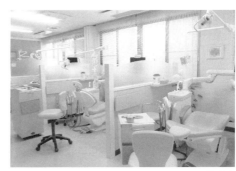
治療室

**歯科医からのアドバイス**　歯周病は歯が抜けるだけの病気ではなく、全身に影響を与えるとても恐ろしい病気です。症状がなくても、年に数回の定期検診がとても大切です。それが口腔内のみならず、全身の健康につながります。

三原市幸崎能地 / 一般歯科

患者に寄り添った予防歯科や訪問診療で地域貢献

# さいざき歯科

**得意分野** 歯周病治療、訪問歯科診療、訪問口腔ケア

## 佐々木 正親　理事長

🏠 三原市幸崎能地 4-21-7
☎ 0848-69-1182

- 診療時間：平日／9:00〜17:30　土曜／9:00〜12:30
- 休診日：木曜、日曜、祝日
- 駐車場：6台
- HP：あり
- スタッフ：歯科医師1人、非常勤歯科医師2人、歯科衛生士3人、地域連携室1人
- 主な機器：画像管理ソフト（メディアビジュアルマックス）、シンプラント（インプラント埋入ソフト）、デジタルX線、口臭測定器（オーラルクロマ）、位相差顕微鏡、オートクレーブ、舌圧測定器、色調検査器（シェードアップナビ）、口腔内カメラ4台、歯科用ユニット4台、訪問診療用ポータブルユニット、歯科往診車2台

1972年広島県河内町生まれ。1996年広島大学歯学部歯学科卒業。広島市・三次市内での開業医勤務などを経て、2016年同院開院。介護専門支援員。

## ●患者とともに幸せな空間をつくりたい

　佐々木理事長は、「各々の患者さんのニーズや願望を心から理解し、その方に合った最良の治療を提供します。お口のことで悩まない、快適な人生を提供することを最も大切な使命と考え、常に笑い声と『ありがとう』の言葉があふれる幸せな空間を、患者さんと一緒に作りたいと願っています」と話す。

　そのために、月1回、スタッフとともに勉強会を開催し、「1の予防は、100の治療に勝る」をモットーに、患者の歯科検診にも力を入れている。

## ●「歯科検診は全身の健康につながります」

　万病のもとといわれる歯周病は今や国民病になっており、35歳以上の約8割が罹患（りかん）している。口腔の状態と全身の健康は密接な関係があり、歯科医

療によってさまざまな病気（心臓病・脳梗塞（のうこうそく）・糖尿病・骨粗（こつそ）しょう（しょう）症など）のリスクを減らせることが明らかになってきている。しかし、国民の医療費は毎年約1兆円ずつ増大しているのに対し、全医療費に対する歯科医療費の割合は年々減少しているのが現状である。

現在、平均寿命と健康寿命には約10年の開きがあるが、健康寿命を延ばせば医療費削減につながるため、歯の健康は重要である。例えば、歯周病が重度なほど年間医療費は高くなっている一方で、定期的な歯科検診受診者ほど年間医療費は少ない。また、歯がほとんどなく義歯を利用する人は、20本以上歯がある人に比べて認知症発症リスクが1.9倍というデータもある。

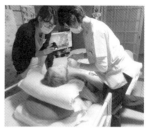

訪問診療の様子

歯の健康の維持は、さまざまな面でメリットがある。理事長は、「積極的に歯科検診を受けていただきたいです」と強調する。

## ●予防歯科と訪問診療に尽力

予約診療を中心に、歯科医師と歯科衛生士が歯周病治療や予防医療に重点を置いて診療を行っている。衛生面でも徹底した管理を行っており、また一般診療室が2階にあるため、高齢患者用に1階にも診療室を設けて利便性を図っている。

訪問診療にも力を入れており、三原市・竹原市の高齢者を中心に、車で往診用の医療機器を持参。むし歯治療・入れ歯治療・口腔ケア・食事支援など、地域の患者のQOL（生活の質）向上を支援している。

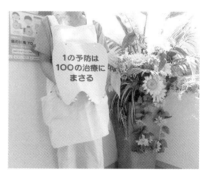

予防治療の大切さを伝えている

**歯科医からのアドバイス**
歯科検診では、むし歯や歯ぐきのチェックだけではなく、ブラッシング指導などさまざまな観点からアドバイスを行います。検診を受ければ口の中をきれいにして、体も健康にすることができます。

福山市東桜町

一般歯科・小児歯科・歯科口腔外科

## ハイレベルな歯周病治療を行う地域の専門医

# 下江歯科医院

**得意分野**
歯周病、インプラント、審美歯科、ホワイトニング、小児歯科

**下江 正幸** 院長

🏠 福山市東桜町2-11
　　福山センタービル 1F・2F
☎ 084-924-1000

- 🕐 診療時間　：10:00〜13:00 ／ 14:30〜19:00
　　　　　　　　（予約制※急患は除く）
- 休 休 診 日　：日曜、祝日（ほか医院指定日）
- 🚗 駐 車 場　：4台（近隣の医院専用駐車場）
- HP　H　　P　：あり
- 👥 スタッフ　：歯科医師2人、歯科衛生士2人、歯科助手1人、受付1人
- 💉 主な機器　：高圧蒸気滅菌器、デジタルX線、CT、拡大鏡、歯科用顕微鏡

1978年福山市生まれ。2004年福岡歯科大学卒業、岡山大学病院歯周科入局。興生総合病院・歯科医長、岡山大学病院歯周科・外来医長などを経て、2017年同院開院。日本歯周病学会歯周病専門医。日本歯周病学会など

## ●「地域の専門医」をめざす

　下江院長は、「歯周病は1本の歯の治療だけではなく、一口腔単位の治療計画が重要です」と話す。

　治療には、歯周病治療（再生治療などを含めた歯周外科手術）と咬合治療（被せ・ブリッジ・入れ歯・インプラント・矯正など）を平行して考える必要があり、進行度合が中程度以上の場合は多くの時間と手間がかかるため、初期段階で治療を始めることが大切だという。

　同院がめざすのは、「地域の専門医」。大学病院で、10年以上にわたり歯周病を専門的に研究・治療してきた院長は、歯周病治療のプロフェッショナル。そのため、大規模病院と同等のハイレベルな歯周病治療が受けられる。

福山市東桜町

## ●予防の基本は歯を美しくすること

現在、歯周病は成人の多くが罹患しており、歯だけでなく、全身に対してさまざまな悪影響を及ぼす可能性があるといわれている。同院では、歯周病のサインを早期に発見するために、定期的なメンテナンスを重視している。

また、「美しさは健康でもある」と考え、普段の歯磨きから始めるセルフケアについても、時間をかけて丁寧に指導。歯の美しさを追求するため、ホワイトニングにも重点を置き、最新の技術と薬剤を導入している。

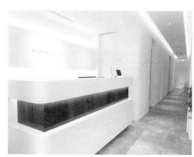
スタイリッシュな院内デザイン

## ●正しい診断から正しい治療が分かる

歯周病は生活習慣との関連が深いため、初診ではカウンセリングの時間を十分に設定。患者の生活スタイルや治療歴をしっかりとヒアリングし、今後の治療内容や計画を丁寧に説明する。また、疾患については、アニメーション動画などを使って分かりやすく伝えている。

「正しい診断ができれば、正しい治療法が分かる」との考えのもと、治療は可能な限り診断を付けてからスタート。「何のためにどんな治療を行うのか」が理解しやすく、患者の不安を和らげている。

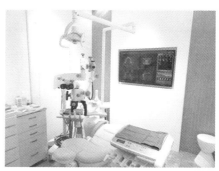
大きなモニターが見やすいと好評

**歯科医からのアドバイス**
歯周病は、口腔内だけでなく全身に悪影響を及ぼし、重度に進行すると歯を失う原因になります。「口臭がする」「歯ぐきが腫れる」「歯磨き時に血が出る」などの症状がみられる場合は、早めに歯科医院を受診しましょう。

福山市三吉町　一般歯科・歯科口腔外科・小児歯科

末永くきめ細やかに患者を支える地域のかかりつけ歯科医

# 中山歯科医院

**得意分野**　一般歯科治療、外来小手術、予防歯科、小児歯科、訪問歯科治療

中山 幸男 院長　木村 周子 副院長

🏠 福山市三吉町 4-13-29
☎ 084-925-2781

- 診療時間：9:00 ～ 12:30 ／ 14:00 ～ 19:00
  （火曜・金曜は 18:00 まで）
  （土曜は 12:00 まで）
- 休診日：土曜午後、日曜、祝日
- 駐車場：8台
- HP：なし
- スタッフ：歯科医師2人、技工士1人、歯科衛生士常勤2人・非常勤4人、受付1人
- 主な機器：デジタルX線、光学式齲蝕検出装置、生体情報モニター、炭酸ガスレーザー、高周波治療器、歯面清掃器、オフィスホワイトニング機器、高圧蒸気滅菌器

なかやま・ゆきお。1945年生まれ。1970年日本大学歯学部卒業、1974年同院開院。元福山市医師会理事。元広島県歯科医師会代議員。元日本大学歯学部広島県支部同窓会副支部長。

きむら・しゅうこ。1996年岡山大学歯学部卒業。2000年同大学院歯学研究科修了、歯学博士取得。岡大附属病院口腔外科勤務などを経て、2010年から現職。日本口腔外科学会認定口腔外科専門医。

## ●「知ってもらうこと」に注力

　同院は、「歯科治療の流れや、メンテナンスの大切さを知ってもらうこと」に力を入れている。歯科治療は、回数や時間のかかるものも多い。「自覚症状がなくなって、途中で通院をやめた経験のある方もいらっしゃるかもしれません。でも、それは途中でやめてはいけない理由をご存知ないからだと思います。そのために、『知ってもらうこと』を心がけ、分かりやすく伝えるための資料作りもしています」と中山院長は話す。

福山市三吉町

## ●できるだけ長く患者に寄り添う体制

　地域の高齢化のため、長年来院する高齢患者が多く、親子三世代にわたって訪れる患者もいる。そのため、患者とのコミュニケーションを重視し、患者が抱えるほかの疾患や投薬についても、詳しく把握している。

　例えば、細かく口腔内をチェックできるよう、メンテナンスの期間を短くしたり、器具を変更したり、ホワイトニングで高齢患者の若さを取り戻したりするなど、長い付き合いに合わせて細やかに配慮した治療を行っている。また、スタッフが適切な情報提供を行えるよう、徹底した歯科衛生士教育に力を入れて勉強会などを設けている。

　さらに、院内には高齢患者に配慮して、車椅子のまま入室可能な診療台を設置し、通院困難な患者には訪問診療を行うなど、地域のかかりつけ歯科医として、できるだけ長く患者に寄り添える体制を整えている。

## ●一人ひとりの症状に合わせて細やかに対応

　一般歯科治療（むし歯・歯周病など）に加え、口腔外科専門医の木村副院長が難抜歯などの小手術も行っている。また、食事の際に「むせやすくなった」「頬の裏を噛みやすくなった」などの症状もケア。加齢によって口腔内の環境も変化し、免疫能力の低下によるカンジタ症などの疾患を抱える患者もいるため、一人ひとりの症状に合わせて細かく対応している。

　院内には歯科技工士が在籍し、短期間での義歯(ぎし)の新製や、義歯修理の即日対応が可能。必要があれば、福山市民病院や岡山大学病院などへの紹介も行う。

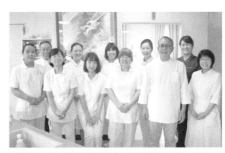

「これからも地域の患者さんに寄り添っていきます」

**歯科医からのアドバイス**　歯が多く残っている方ほど、風貌も若々しく長生きのように思います。健康な歯を維持することは本当に大切です。また、噛む力は顎の筋力にも関係します。少しでも気になることがあれば、かかりつけの歯医者さんに気軽にご相談ください。

福山市東町

一般歯科・小児歯科・矯正歯科

温かな診療と「あいうべ体操」で患者を笑顔に

# まつやま歯科医院

**得意分野**
予防歯科、歯周病、補てつ（差し歯・入れ歯）、根管治療

## 松山 繁樹 副院長

🏠 福山市東町2-2-5
☎ 084-923-1983

- 診療時間： 9:00～13:00 ／ 14:30～18:30
  （土曜午後は14:00～17:00）
- 休診日： 水曜（祝日がある週は診療）、日曜、祝日
- 駐車場： 5台
- HP： あり
- スタッフ： 歯科医師2人、歯科衛生士2人、歯科助手兼受付1人
- 主な機器： マイクロスコープ、レーザー、高圧蒸気滅菌器、デジタルX線

1975年福山市生まれ。2004年福岡歯科大学卒業、福岡医科歯科総合病院咬合修復学講座入局。開業医（熊本市）勤務を経て、2015年同院着任。日本顕微鏡歯科学会。日本口腔インプラント学会。日本歯内療法学会など

### ●地域住民から厚い信頼を寄せられるホームドクター

松山副院長は、「患者さんが笑顔になれる地域密着型のホームドクター」をめざしている。

「地域の患者さんに、お口の健康管理を安心して任せてもらいたい」との思いから、コミュニケーションをしっかりと取り、治療前の緊張感やストレスを軽減。治療後のアフターケアやメンテナンスまで親身になってサポートを行っている。患者一人ひとりのライフスタイルに寄り添った、丁寧で温かな診療は、地域住民から厚い信頼を得ている。

### ●歯磨き指導など予防歯科に尽力

同院は、歯周病・補てつ（差し歯・入れ歯）・根管治療など一般歯科治療を得意とするが、特に力を注いでいるのが予防歯科。初診時に歯磨き指導を

行うのはもちろん、毎回、歯ブラシを持参してもらい、正しく磨けているか確認。磨けていない場合は、医師や歯科衛生士が歯磨きをしてから治療を始める。「むし歯や歯周病の予防には、毎日の歯磨きが大きく影響します。磨き方を改善するだけで、かなりの効果が期待できます」と、副院長は話す。

福山市東町

また、現在の歯科医療で最も注目されている最新設備「マイクロスコープ（歯科用顕微鏡）」を、2台導入して診療に活用。口腔内は非常に狭くて暗いため、肉眼に頼ると高い精度で治療を行えない場合が多い。マイクロスコープは、肉眼の何十倍もの視野で患部を拡大し、歯の色の変化や歯面のひび、形状などを正確に把握可能なため、安全で確実な治療環境を提供している。

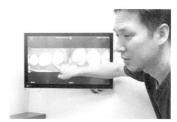
カリーナシステム（記録映像）を活用して分かりやすく説明

## ●「あいうべ体操」で全身の健康維持を図る

副院長は、あいうべ協会認定の息育指導士として、「あいうべ体操」による鼻呼吸の指導を行う。あいうべ体操とは、みらいクリニック（福岡県）の今井一彰院長が考案した、「口呼吸を鼻呼吸に改善していく口の体操」。

「口の周りの筋肉を動かすことで、唾液の分泌が促され、むし歯や歯周病のリスクが軽減されます。高血圧や糖尿病の数値が改善したという患者さんもいらっしゃいます」と、その効果を語る。歯科の立場で正しい呼吸法を伝えることにより、全身の健康維持に尽力している。

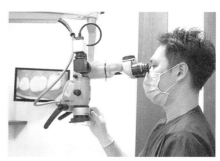
世界最高クラスの歯科用マイクロスコープ「カールツァイス」を最大限に活用

**歯科医からのアドバイス**　「お口の健康から全身の健康へ」。お口の環境を改善することで、より笑顔の多い人生を送ることができます。当院では、呼吸や姿勢の面からも指導を行っています。

安芸高田市吉田町 　一般歯科

治療後の生活まで見守る中山間地域の頼れる拠点施設

# イズミ歯科医院

**得意分野**
入れ歯、噛み合わせ、PMTC、ホワイトニング

## 和泉 昌義 院長

🏠 安芸高田市吉田町吉田765-1
☎ 0826-42-4618

- 診療時間：9:00～12:00／14:00～18:00
- 休診日：土曜午後、日曜、祝日
- 駐車場：7台
- HP：なし
- スタッフ：歯科医師1人、歯科衛生士2人、歯科助手2人、受付1人
- 主な機器：高圧蒸気滅菌器、デジタルX線、口腔内カメラ、レーザー、超音波洗浄機、プチクレーブ

1963年安芸高田市生まれ。1988年日本大学松戸歯学部卒。開業医勤務(広島市内、3年)のほか、補てつ専門の教授や小児歯科・矯正・病理学などの専門医から直接研さんを積み、1991年同院開院。広島県歯科医師会学術部委員。安芸高田市歯科医師会理事。広島県警察歯科医会協力歯科医。

## ●患者の自立した生活まで見守る

　歯周病が体全体にもたらす影響は大きく、生活習慣病(腎炎(じんえん)・高血圧・糖尿病など)につながるといわれている。そのため、妊娠中の胎児にも配慮しながら、むし歯や歯周病治療をはじめ歯磨き指導まで、丁寧に行っている。
　安芸高田市は早くから高齢化が進んでいるため、入れ歯に関する症例数が非常に多い。そのため、まずは患者各々の顎(あご)や顔の形などを把握し、最適な入れ歯を提供する。また、紹介状で来院する睡眠時無呼吸症候群の患者にはマウスピースなどを提案。治療からケア、さらに完治した後までしっかり見届け、「最終的に患者の自立した生活まで見守ること」をモットーとしている。

安芸高田市吉田町

## ●幅広い知識と研究を治療に生かす

　和泉院長は、歯の健康状態が体全体に及ぼす影響など、幅広い知識を持って治療にあたる。例えば、「がん患者の手術前に口腔ケアを行うことで、術後の回復などで良い影響がもたらされる」という見解を持つ。

　そのほか、口腔内の真菌（カンジダ症など）についても研究を続けて治療に生かしており、舌痛症や顎関節症では、安易にストレスが原因という見解を示さず、総合病院と連携して治療を進める。

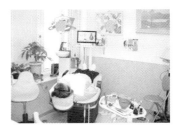
ゆったりとした治療台

## ●入れ歯作成から睡眠時無呼吸症候群まで対応

　同院で症例数の多い入れ歯作成では、まず初めに歯肉の状態や噛み合わせを診断。診断用模型で精査した後、正しい咬合の確保と粘膜調整を行う。そして、しっかりと食事が取れるかどうかを確認した上で義歯を作成する。

　部分義歯では、鉤歯（針金をかける歯）の状態を把握し、必要があればむし歯や歯周病の治療を十分に行った上で作成。その後、痛みなく過ごせるまで調整し、口腔ケアの管理やPMTC（歯のクリーニング）などを行う。

　連携病院からの紹介を基本とする症例では、睡眠時無呼吸症候群（SAS）や口腔ケア（周術期）などがある。SASではスリープスプリントの作成・装着で予後の確認を行い、周術期ケアでは術後の治癒に大きく関わるため、可能な限り口腔ケアとむし歯の治療を行っている。

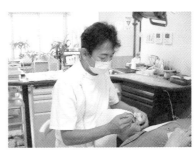
院長による治療の様子

> **歯科医からのアドバイス**
> 地域の患者さんには、歯に少しでも異常を感じたら早期の診療をお勧めしています。医院が中山間地域にあるため、高齢や体が不自由なために通院が難しい方は、訪問診療を行っておりますのでご連絡をください。

# 歯科専門医たちが最新治療を解説

## 全12項目

解説

# 歯科専門医たちが詳しく解説

## 全身の病気につながる歯周病
── 予防や診断・治療などの最新動向

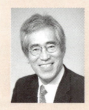

広島大学病院 歯周診療科
**栗原 英見** 科長・教授
※プロフィールは、P4（イントロダクション）に掲載しています。

国内の歯周病患者数は約5000万人で総人口の約4割に当たり、歯周病はもはや国民病です。小学生でも約4割、20歳代になると約7割が、歯周病の初期症状である歯肉炎にかかっているといわれています。歯周病は初期の自覚症状があまりないため、気付かないことが多く知らず知らずのうちに進行して、歯が抜けてしまうこともあるのが、この病気の怖さです。ここでは、歯を1本でも多く残すための予防や治療などについて、広島大学病院歯周診療科の栗原英見教授に話を伺いました。

### Q 歯周病とはどんな病気ですか？

**A** むし歯は歯そのものがむしばまれる病気ですが、歯周病は歯を支えている歯ぐき（歯肉）や歯槽骨などの歯周組織が傷害される病気です。

歯と歯ぐきの境目や歯と歯の間の磨き残した歯垢(しこう)(プラーク／細菌の塊(かたまり))によって、歯周組織に炎症が起こる細菌感染症です。

歯周病の初期症状は「歯肉炎」で、歯の表面に細菌が付いて、歯ぐきが炎症を起こして赤く腫(は)れた状態です。歯周病の初期状態である歯肉炎であれば、原因となるプラークを除去することで治ります。

炎症が続くと、歯磨きなどの些細な刺激で簡単に歯ぐきから出血するようになり、膿(うみ)が混じったり、口臭がひどくなったりします。

歯と歯ぐきの間の歯肉溝は、健康な状態だと溝の深さは3㎜以下ですが、ここに汚れや細菌などが溜(た)まり、どんどん隙間(すきま)(歯周ポケット)が深くなり、さらに歯垢や歯石が溜まって4㎜以上開いてしまうと治療が必要です。

このように、炎症が進行した状態は「歯周炎」といい、歯槽骨の溶け出しが始まっています。歯を支える歯槽骨が溶けると歯肉が下がってきて、そうなると基本的に元の位置に戻ることはなく、放置すると歯がグラグラになって、最終的には歯を失うこともあります（下図）。

歯周病はかなり進行しないと痛みなどの症状が出てこないため、気付いたときには重症化していることも多く、骨まで進むと手術が必要になることもあります。

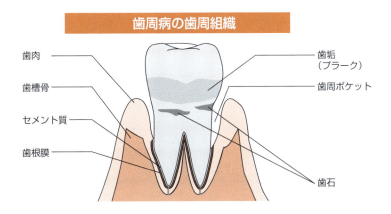

**歯周病の歯周組織**

- 歯肉
- 歯槽骨
- セメント質
- 歯根膜
- 歯垢（プラーク）
- 歯周ポケット
- 歯石

解説

全身の病気につながる歯周病——予防や診断・治療などの最新動向

解説

全身の病気につながる歯周病──予防や診断・治療などの最新動向

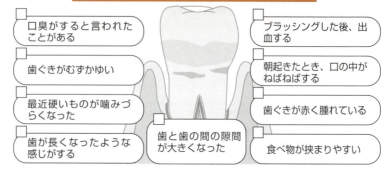

**まずは自己チェックを！**
一つでも思い当たるものがあれば、歯科医を受診しましょう

- □ 口臭がすると言われたことがある
- □ 歯ぐきがむずかゆい
- □ 最近硬いものが噛みづらくなった
- □ 歯が長くなったような感じがする
- □ 歯と歯の間の隙間が大きくなった
- □ ブラッシングした後、出血する
- □ 朝起きたとき、口の中がねばねばする
- □ 歯ぐきが赤く腫れている
- □ 食べ物が挟まりやすい

## Q 歯周病は全身に悪影響を与えるというのは本当ですか？

**A** 歯周病は生活習慣病と密接な関係があり、歯周病そのものが生活習慣病といわれています。

例えば、糖尿病などの病気や喫煙などの生活環境は歯周病に悪影響を及ぼします。逆に、歯周病の人は肥満や糖尿病になりやすかったり、心臓血管疾患や早産・低体重児の出産など、歯周病が全身疾患の原因になることもあります。

歯周病と関連があるといわれる病気として、感染性心内膜炎、肺炎（誤嚥性肺炎）、関節リウマチ、骨粗しょう症、バージャー病、非アルコール性脂肪性肝炎（NASH）、アルツハイマー病なども報告されています。

## Q 年をとっても歯周病は予防できますか？

**A** 正しく歯のケアをすれば、何歳になっても自分の歯を保つことはできます。

歯周病予防の基本は、歯磨き（ブラッシング）によるプラークコントロール(歯垢抑制)と、定期健診によるプラークや歯石のクリーニングです。健康な状態の人なら半年に一度、歯周病になっている人は2～3か月に一度は

歯科医院で定期検診を受けましょう。

毎日歯磨きをしていても、どうしても磨き残しがあるものです。歯科衛生士に歯の状態をチェックしてもらい、ブラッシング指導と歯のクリーニングを受けることが大切です。

## Q 歯周病の基本治療について教えてください

**A** 初期治療は、まず原因を取り除いて病気の進行を止めた上で、患者さんに合った治療を選択していきます。

プラークコントロール（歯磨き〈ブラッシング〉の徹底でプラークを付きにくくする）、スケーリング（歯磨きでは取りきれない歯石をスケーラーと呼ばれる器具で除去）、ルートプレーニング（上記二つでも取れない歯根の深い部分の歯石や病的歯質を取り除く）の三つが基本で、初期の歯周病のほとんどはこれで改善します。

歯周病が進行し、4mm以上の深い歯周ポケットがあれば、プラークや歯石の取り残しが出てしまうことがあるので、外科治療（手術）も選択されます。

## Q 進行した歯周病に対する治療は？

**A** 歯周ポケットの減少を目的として、切除療法（歯周ポケット掻爬術、フラップ手術）、再生治療（歯周組織再生療法）などの歯周外科治療を行います。

従来の一般的な治療は、溶けた骨の位置で進行を止める切除療法です。歯周病が軽度の場合は歯周ポケット掻爬術を行います。歯根のむき出す部分が多くなって、知覚過敏が起きやすいなどの欠点はありますが、治療結果の予測がつきやすく、費用も比較的安く済みます。

フラップ手術は、より歯周病が進行している場合の手術で、歯肉を切開して、歯根を直接見ながら歯石を取り除いたり、プラークコントロールをしやすいように歯槽骨の形を整えたりする歯周外科手術で、歯周病の外科的治療の中で主流になっています。

骨欠損の状態によっては、歯ぐきの骨を再生させて増やす再生治療を行い

ます。骨の再生を期待する自家骨移植、GTR法（歯周組織再生誘導法）や増殖因子を使った最新の治療法があります。

## Q GTR法とはどんな治療ですか？

**A** GTR法は、歯周病によって破壊された歯槽骨や歯根膜を再生させる治療法（手術）です。

フラップ手術で歯周ポケットの内部の歯石やプラークを取り除き、歯肉上皮が入り込まないように、歯の根の表面を人工の薄い膜で覆って閉じます。膜の内側に骨を造る細胞が増えるためのスペース（隙間）を作り、歯ぐきの骨の再生を促します。

手術後、間もなく食事もできますが、骨の再生には3～6か月かかります。ただし手術手技が難しいため、最新の治療法に置き換わりつつあります。

## Q 最新の治療法について教えてください

**A** 薬としては、世界初の歯周組織再生医薬品「リグロス®」が、歯周病治療の切り札として注目を集めています。

歯周病が進行し、歯の周りの骨が破壊されると、破壊された歯周組織は元に戻りません。この失われた骨を再生するために、GTR法（歯の周りに膜を敷く）やエムドゲイン法（豚から抽出された骨再生成分を注入する）など、さまざまな治療法が行われてきています。エムドゲイン法は自費治療になり、患者さんの負担も高額で、当病院では行っていません。

そんな中、2016年に保険適用となったのがリグロスです。一般名を「トラフェルミン」といい、遺伝子組み換えのヒト増殖因子の一つです。特に、血管を新生する速度が増すため、骨を造る細胞へ栄養をしっかり送ることができ、骨の再生を促します。健康保険を使えるため、患者の負担も大幅に軽減されました。

リグロスを使った歯周組織再生治療は、フラップ手術で歯石やプラークをしっかりと取り除いた歯の根の表面にリグロス（液体）を塗布して閉じます。その後、半年以上経過して、歯ぐきの検査やレントゲン撮影で効果を確認します（P177、図）。

### リグロスを使った歯周組織再生治療

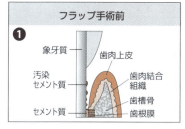
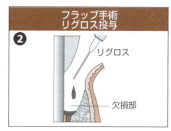
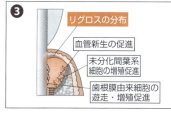
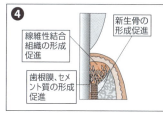
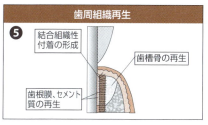

科研製薬(株)ホームページより作図

## Q 再生治療が可能な条件とは？

**A** 再生治療には適応症があり、骨がない形がレントゲンで見たときに細くて深いタイプが、骨の再生には適しています。骨が広い範囲で平らになくなっていると、人工骨や薬が定着しないため、再生の見込みはありません。

再生治療は、歯周病の基本治療を終えてから行うことが鉄則です。病気の原因がそのままでは、そもそも骨が再生することはありません。さらに、禁煙や日頃の口のケアができていることも不可欠で、喫煙やケアが十分でなかったりすると、治療前より悪化することがあります。

せっかくできた歯ぐきの骨を、再び歯周病で失わないためにも、治療後も継続して定期検診に通う必要があります。

## 歯科専門医たちが詳しく解説

# 歯科衛生士が教える健康な歯のためのケアと上手な歯医者の見つけ方

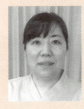

広島大学病院 診療支援部 歯科衛生部門
**中岡 美由紀** 部門長

なかおか・みゆき。1990年大阪聖徳歯科衛生士専門学校卒業。開業医勤務を経て、1998年広島大学病院着任。2010年人間総合科学大学卒業。日本小児歯科学会認定歯科衛生士。日本障害者歯科学会認定歯科衛生士。

予防歯科や歯周病治療などが注目される中、歯科衛生士が担う役割の重要性は高まっています。患者の状態を細やかに把握して歯科医師と連携し、良い治療には欠かせない存在です。近年、手術前後の周術期等口腔機能管理や高齢者の摂食嚥下障害の回復訓練なども行い、医科歯科・多職種連携でも重要な役割を担っています。ここでは、歯科衛生士の具体的な役割や、健康な体と歯のためのケアなどについて、広島大学病院診療支援部歯科衛生部門の中岡美由紀部門長に話を伺いました。

### Q 歯科衛生士の主な仕事について教えてください

**A** 歯科衛生士が担っている仕事については、以下の三つが大きくあげられます。

① 歯科予防処置／歯垢やバイオフィルム（細菌の固まり）を除去し、むし歯の抑制効果があるフッ素塗布などを行います。

②歯科診療補助／円滑な診療を行うため、歯科医師の診療行為をサポートしたり、患者さんとコミュニケーションを図り、診療室全体のマネジメントも行っています。

③歯科保健指導／患者さんが健康な歯を保つために必要なことについて、専門的な指導やアドバイスなどを行います。

## Q 歯科衛生士に求められる役割とは？

**A** 高い技術や知識を習得してそれらを磨き、さまざまな場面で患者さんに歯科医療を提供することは前提ですが、患者さんと歯科医師、それぞれと円滑なコミュニケーションで良好な関係を築き、診療をスムーズに進めることも大切です。

例えば、患者さんの訴えていることの本質を理解して、見ること・聞くことができているか、その情報を歪曲(わいきょく)することなく、正確に歯科医師に伝えることができるかなど、お互いに信頼関係を築いていくためにも、見る目と聞く耳を養うことを怠らないことです。

「見る」は「見る、視る、看る、診る、観る」、「聞く」は「聞く、利く、効く、聴く、訊く」など、さまざまな形があります。常に、アンテナを張って状況に応じた「み方・きき方」をする必要があります。

歯と体は密接に関わっており、高血圧の持病を持つ患者さんは、薬の作用で歯肉に影響が及ぶことがあります。この場合は、口腔疾患が原因なのか、薬の影響なのかを見極める知識が必要になり、体全体を見渡して考えることのできる歯科衛生士が求められています。

また、歯科医院での感染防止対策や医療安全対策を中心に担っていくことも重要な役割です。

## Q 近年、増えている新たな役割とは？

**A** 前述の三大業務の中でも特に需要が高まっているのが、周術期等口腔機能管理と高齢者歯科医療です。周術期等口腔機能管理は2012年4月に新設され、主に、全身麻酔による手術の術後肺炎などの合併症や、がん

治療に伴って生じる口腔粘膜炎の軽減などを目的に、口腔の管理を行います。
　現在、高齢者が住み慣れた地域で自分らしい生活を最後まで送ることをめざす、地域包括ケアシステムが推奨されており、医科歯科連携や多職種間連携が進んでいます。高齢者に多い摂食機能障害に対して、歯科医師の指示のもと、摂食機能療法なども行っています。

解説

歯科衛生士が教える健康な歯のためのケアと上手な歯医者の見つけ方

## Q 上手なセルフケアについて教えてください

**A** むし歯や歯周病の原因は「細菌」です。それらを除去するために重要なのが、毎日の歯磨き・ブラッシングですが、各々の歯並びや口腔内の状況によるブラッシングが難しい部位や、自身のテクニックや磨き癖などで歯垢が残る部位があります（下図左）。

　セルフケアの上達には、その磨き残しを自覚することが大切です。そのためにも一度、歯科医院でブラッシング指導を受けることをお勧めします。歯ブラシの持ち方や動かし方、歯垢がよく落とせる歯ブラシの当て方、磨く順番を決めて磨き残しを減らすなど、自分にあったケアの方法を教えてもらえると思います（下図右）。

　また、必要に応じて補助用具を利用することも大切です。歯の形態や歯並びは千差万別で、歯ブラシだけでは十分に磨けないことがあります。代表的な補助用具は、歯間の狭い部分で使える糸ようじ（デンタルフロス）や、歯

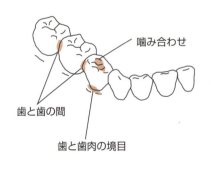

歯垢がつきやすい部位

噛み合わせ
歯と歯の間
歯と歯肉の境目

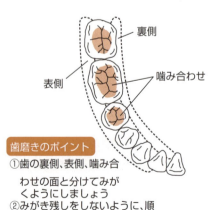

裏側
表側
噛み合わせ

歯磨きのポイント
①歯の裏側、表側、噛み合わせの面と分けてみがくようにしましょう
②みがき残しをしないように、順番を決めてみがきましょう

（公財）ライオン歯科衛生研究所HPより転載

と歯の隙間に使いやすい歯間ブラシなどがあります（下図左）。歯ブラシだけを使うブラッシングより、補助用具を併用した場合の歯垢除去率は高いことがデータでも示されています（下図右）。

定期的な受診は、歯科疾患のチェックや口腔衛生管理をする上ではとても大切です。ただ、多くの方は「定期的に受診しているから大丈夫」と思われているかもしれません。しかし、定期的な受診を1～3か月に一回とすると、自宅でセルフケアを行う回数の方が圧倒的に多いのです。ですので、定期的な受診とともに、セルフケアを向上させることはとても重要になってきます。

毎日、100％の丁寧なブラッシングは難しいかもしれませんが、「1日サボったら、次の日は頑張る」といった気持ちで、ケアしてみてください。

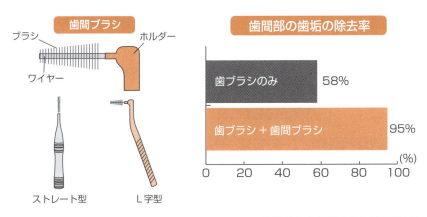

（公財）ライオン歯科衛生研究所HPより転載

## Q 健康な歯のための生活習慣とは？

**A** 健康な歯を維持するためには、寝る前の飲食は避けて、しっかりブラッシングをしてから就寝することが大切です。飲食をすると、むし歯菌などの細菌が酸をたくさん分泌しますが、酸は歯の表面の固いエナメル質を溶かしていくため、細菌を口腔内に長く残すことは良くありません。

朝昼晩規則正しく食事を取り、よく噛んで唾液の分泌を促すことも大切です。唾液は、初期むし歯に対して、エナメル質の結晶を新しく形成する再石灰化を促して修復を図ります。また、嚥下や消化をスムーズにするなどの多くの重要な役割もあります（P182、図参照）。

三度の食事以外の間食や、常に何か口の中に入れておくような「だらだら食い」を控えましょう。

上記のような習慣は、歯だけでなく全身の健康にも良い効果をもたらします。また、口呼吸をすると口腔内が乾燥してウイルス感染のリスクが上がるなど免疫力の低下を招きます。鼻呼吸の癖を付けることも、歯と全身の健康のために大切です。

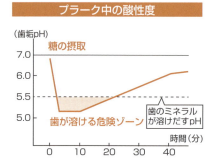

プラーク中の酸性度

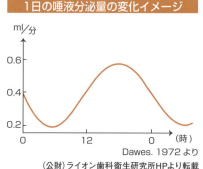

1日の唾液分泌量の変化イメージ

Dawes. 1972 より
(公財)ライオン歯科衛生研究所HPより転載

## Q 治療の際の注意点について教えてください

**A** 患者さん各々の身体状態で注意する点は変わるため、体の疾患や、どんな薬を服用されているか、アレルギーはあるのかなどを把握し、適切な対応が必要です。

例えば、ペースメーカーを装着されている場合は機器に影響を与えることもあり、音波ブラシは使いません。患者さんの些細な変化も見逃さないよう気を付けています。そして、患者さんごとのオリジナルなオーダーメイドの対応を行うことが重要です。

## Q 歯科衛生士から見た「良い歯医者」の見分け方は？

**A** 患者さんの希望や意見を受け止めながら、患者さんがきちんと理解できるように、病状や治療方針、治療計画、治療のメリット・デメリットなどを分かりやすく説明し、さまざまな状況を考慮して治療の選択肢を与

えてくださると、とても安心できるのではないでしょうか（状況によっては選択ができない可能性もあります）。

また、感染防止対策や医療安全対策がしっかりとなされている歯科医院も安心できると思います。

## Q 歯科衛生士と上手に付き合うコツとは？

**A** 治療に携わる歯科衛生士は歯科医師と連携を取って業務を行っていますが、歯科衛生士が関わる場面の多くは、ブラッシング指導や食事・生活習慣指導などだと思います。それらを改善していくためには患者さん自身の行動変容を伴いますが、これまでの習慣を変えるのは本当に難しいことです。

「何回も同じことを指摘される」「めんどくさい」「言われたことが上手くできない」など、時には歯科衛生士の指導が嫌になるかもしれません。しかし、そこであきらめず、些細なことでも遠慮せずに感じたことを歯科衛生士に伝えて、しっかり話し合ってみてください。

健康な歯のために必要なことややるべきことを、患者さん自身が気付いて「なるほど」と納得できると、セルフケアや生活習慣も変化していくと思います。歯科衛生士を信頼して、治療に参加・協力していく姿勢が良い結果につながっていくと思います。

## Q 今後の歯科衛生士のあり方について教えてください

**A** 医科歯科・多職種の連携は、これからますます増えていきます。ですので、歯科衛生士も高い専門性を持って、他科や多職種のスタッフとエビデンス（科学的根拠）のある意見交換が行えることが重要です。

また、高齢者歯科医療に関わる治療などの需要が増したことにより、患者さんの状態などを的確に説明する機会が増えています。歯科の専門家として、自覚を持って知識や技術の向上を心がけていくことが大切です。

解説　歯科衛生士が教える健康な歯のためのケアと上手な歯医者の見つけ方

# 歯科専門医たちが詳しく解説

## ブリッジの最新治療
―― 長期的に維持できる無理のない設計を

広島大学病院 咬合・義歯診療科
**安部倉 仁** 外来医長・診療准教授

あべくら・ひとし。1957年島根県生まれ。1983年広島大学歯学部卒業。1993年歯学博士（広島大学）。2006年広島大学病院診療准教授。日本補綴歯科学会専門医。日本補綴歯科学会。日本歯科理工学会。日本顎関節学会。日本顎口腔機能学会。

　もし、歯が抜けたときには、どうしたらいいのでしょうか？「1本くらいなら大丈夫」と放置しておくと、次第に大変なことになってしまい、抜けた隣の歯が傾いてきたり、反対の歯が伸びてきたりすることで、噛み合わせが悪くなることもあります。ここでは、ブリッジ治療を数多く手がけている広島大学病院咬合・義歯診療科の安部倉仁診療准教授に話を伺いました。

### Q 歯を失ったときの治療方法を教えてください

**A** 歯を失ったときの選択肢としては大きく分けて、①部分入れ歯、②インプラント、③ブリッジの三つがあります。
　それぞれのメリットとデメリットをよく理解し、信頼できる歯科医と相談して、ご自身に合った治療法を選択することが大切です。もちろん、困って

いない場合には、とりあえずそのままにしておくという選択肢もあります。

　例えば、部分入れ歯の場合は、メリットとして「ほとんどの欠損に適用可能」「保険適用の治療の場合には比較的安価」「健康な歯を土台として削る必要がほとんどない」などがあげられます。デメリットとしては、「強く噛めない」「装着時に違和感がある」「見た目が悪い」「残った歯に負担がかかりやすい」などです。

　インプラントでは、メリットとして「強く噛める」「見た目が良い」「健康な歯を土台として削る必要がない」「欠損部の骨量が十分あれば、失った歯の本数や部位に関係なく治療可能」などがあります。その一方、「治療期間が長くかかる」「外科手術が必要」「量が不十分であれば、骨を増やす手術が必要」「治療費が高額」「全身状態によっては選択できない場合がある」などのデメリットが考えられます。

　そんな中、抜けた両側の歯がしっかりしていて、その間の欠損歯が1本か2本の場合には、ブリッジによる治療も選択肢となってきます。メリットは、「治療期間が短い」「見た目が良い」などですが、デメリットとしては「歯を削ること」が大きいです。補足を含めて下図をご参考にしてください。

**解説　ブリッジの最新治療——長期的に維持できる無理のない設計を**

| | ブリッジ | インプラント | 入れ歯 |
|---|---|---|---|
| 種類 | 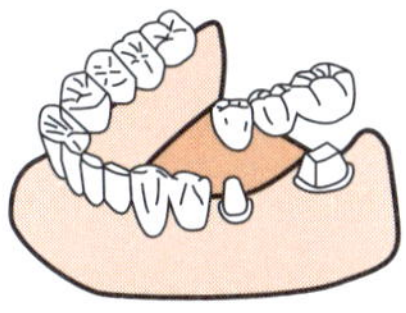 | 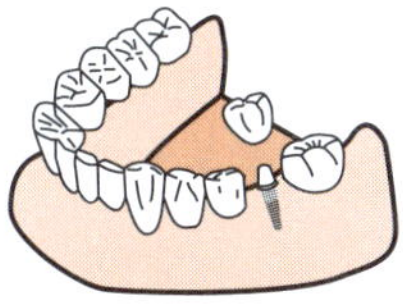 | 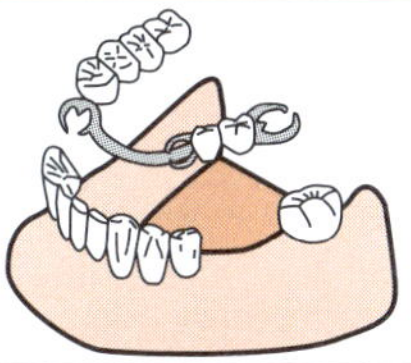 |
| 保険適用 | あり | ほとんどなし | あり |
| メリット | ・比較的見た目が良い<br>・固定式なので違和感が少ない<br>・治療が短時間 | ・硬いものもよく噛める<br>・見た目が美しい<br>・周りの歯を傷めない<br>・顎の骨が痩せない | ・短期間で治療できる<br>・周りの歯を削らなくて済む<br>・通常の材質・方法なら治療費が安い |
| デメリット | ・両隣の歯を削る必要がある<br>・両隣の歯に負担がかかる<br>・食べカスがつまりやすい | ・1日の簡単な手術が必要<br>・治療に時間がかかる<br>・ほとんどの場合、保険が適用されず費用が高額 | ・硬い物を食べにくいことがある<br>・留め金が見えてしまう<br>・外れることがある<br>・手入れが面倒 |

解説

ブリッジの最新治療——長期的に維持できる無理のない設計を

### Q ブリッジ治療とは何ですか？

**A** ブリッジ治療とは、何らかの理由で欠損した部分を、両隣の歯を削って土台を作り、橋渡しをするように人工の歯を入れて欠損部分を補う治療です。

ブリッジの長所は、取り外しをしないため違和感が少なく、治療自体は比較的シンプルなことです。一方で短所は、両隣の削る歯に以前より噛む力の負担がかかることです。ですので、失った歯の本数や両側に支える歯がない場合など、部位によっては選択できないこともあります。

ブリッジ治療の成功のカギは、設計とそれを支持する両隣の歯の診断にかかっており、長期間にわたって維持できるブリッジの設計が重要になります。支えとなる歯の状態や噛み合わせなどを考え、力学的に無理のないブリッジを設計することが重要です。ですので、設計に無理がなければ、長期的に維持できる安定性の高い治療方法といえます。

一方、負担がかかりすぎると、ブリッジをかける歯が悪くなってしまいます。一般的に、両側の歯がすでにむし歯になっている場合は、削ることに抵抗感があまりありませんが、きれいな歯の場合には、接着ブリッジというあまり削らなくてもよい方法を選択します。

歯根の状態によっては、ブリッジをかける歯が長持ちするように、歯根の治療（死んだ神経の処置）や、その後に土台を入れ歯根を補強する処置を行います。さらに、歯周病治療をしっかりしてからブリッジ治療を始め、仮のブリッジを装着して、審美性や装着感、清掃性、発音などを確認しながら治療を進めることになります。

### Q 治療での注意点にはどのようなものがありますか？

**A** 例えば、2本が欠損した4本ブリッジでは、4本分の力を両隣の2本の歯で支えることになります。ブリッジが長くなればなるほど、支台となる歯には負担がかかり、ブリッジの離脱や歯根の破折、支えとなる歯のぐらつきなどの症状を起こしやすくなるので、注意する必要があります。

特に、支えとなる歯が両側になく、片方だけにしかない延長ブリッジの場

合には負担が大きくなります。例えば、奥の第二大臼歯がなくなり、その前の第一大臼歯と第二小臼歯が残った場合、この2本を支えに第二大臼歯に延長してブリッジを被せると、支えとなる歯に大きな力がかかりやすくなります。この場合には、無理な力が働くのを抑えるために、第二大臼歯を少し小さなものにします（下図）。この場合も、注意しないとブリッジの離脱や歯根の破折、支えとなる歯の揺れが起きやすくなります。

ブリッジは固定性ですので、もともと歯ブラシなどでの清掃が難しいのですが、支台となる歯が傾斜しているブリッジは、清掃がさらに難しく、むし歯になりやすかったり、支えの歯が揺れてきたりしやすいです。また、欠損した部位の歯ぐきがやせている場合、ブラッシングが困難で食べかすや歯垢が残り、口臭の原因になることもあります。

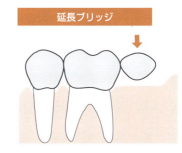
延長ブリッジ

### Q ブリッジにおける保険診療のルールは？

A　連続した2本が欠損した場合でも保険診療になる場合もありますが、基本的には、支台となる歯の負担能力が歯の欠損に対して十分で安全性のある場合に、保険適用となります。これ以外は自費診療で可能なこともありますが、残った支台となる歯への負担はあるので、一概にお勧めはできません。残った歯の寿命を短くするのでは意味がありません。

### Q ブリッジの最新治療について教えてください

A　最新の治療として、「高強度コンポジットレジンブリッジ」（高強度硬質レジンブリッジ）というものがあります。金属代替材料として、グラスファイバーで補強された高強度のコンポジットレジン（樹脂製の白い修復用素材）を用いた3ユニットブリッジ治療です。これは、2012年11月に先進医療として承認されました。

その後、2018年4月に「高強度硬質レジンブリッジ」が保険適用になり

ました。これは、臼歯部の大きな咬合力に耐えられる高強度のコンポジットレジンとグラスファイバーを用いることで、歯科用金属を使用せずにブリッジを作るものです。咬合による応力のかかるブリッジ連結部にグラスファイバーを用いることにより、さらにブリッジ強化が図られます。

従来の歯科治療では、臼歯部（奥歯）のうち1本が欠損した場合、欠損した臼歯の両隣の臼歯を支える歯として、歯科用金属を用いた3歯にかかるブリッジ（1歯欠損の3ユニットブリッジ）を作ります。

レアメタルを含む金銀パラジウム合金の代わりにグラスファイバーを用いることで、金属アレルギーを持つ患者さんもブリッジの適用が可能となります。レジンは天然歯に似た硬度であるため、咬合の際に対合する天然歯を摩耗させにくい利点もあります。白くて透明感もあり、見た目に美しいのも特長です。

ただし、全ての歯に使うことができませんし、金属ほど強度がないためブリッジの噛み合わせの部分の厚みが必要で、その厚さを確保するために歯をたくさん削る必要があるため、多くは支えの歯に神経がない場合が選択肢になります。

さらに、高強度硬質レジンブリッジに対する保険適用では、「上下顎両側全ての第二大臼歯が残存し、左右の咬合支持が確保されている患者に対し、過度な咬合圧が加わらない場合などに、第二小臼歯の欠損に対して、第一小臼歯および第一大臼歯を支台歯とするブリッジに使用する」という厳しい条件があります。すなわち、「前から7番目の歯が全て残っている場合に、前から5番目の歯をブリッジにできる」ということです。

**Q ジルコニアという材料もあるそうですが、どのような特徴があるのでしょうか？**

**A** 自費診療になりますが、歯に近い色で、長く使用していても歯ぐきが黒っぽくならない、より自然な材質で作ったのがジルコニア応用のクラウン・ブリッジです。金属と同じような強さがあり、土台の歯が丈夫なら、長期間使うことができます。

美しさを重視する前歯と、噛むときに力がかかる奥歯では、少しブリッジ

の方法が異なります。前歯では、ジルコニアのフレームの表面に陶材を焼付け、よりきれいに透明感と自然感のある歯を作ることができます。ただし、歯ぎしりなどで表面の陶材が欠けることはあります。一方、奥歯は丈夫な材質であるジルコニアを全面的に使うジルコニアフルブリッジがお勧めです（上写真）。

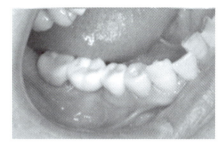

ジルコニアを用いた奥歯のブリッジ

### Q 安心できるブリッジ治療や歯科医を選ぶ際のポイントとは？

**A** 現在は、ブリッジに関する選択肢がさまざまに広がっています。
保険診療か自費診療か、ジルコニアのような新しい治療を取り入れるかどうか、金属アレルギーの患者さんに適した治療を取り入れるかなど、歯科医と十分に相談しながら、自身が満足する方法に決めることが大切です。そのための説明を十分にしてくれるかかりつけ歯科医を選ぶことが重要だと思います。

解説　ブリッジの最新治療──長期的に維持できる無理のない設計を

## 歯科専門医たちが詳しく解説

解説

# 歯内療法(根管治療)で健康な歯を長持ちさせる

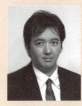

吉岡デンタルキュア
**吉岡 俊彦** 院長

よしおか・としひこ。1981年広島市生まれ。2007年東京医科歯科大学歯学部卒業、広島大学病院歯科研修医修了。2012年東京医科歯科大学大学院歯髄生物学分野修了。同大学歯学部附属病院医員などを経て、2016年より現職。歯学博士。日本歯科保存学会。日本歯内療法学会(専門医・代議員・ガイドライン策定委員会委員)など。

歯の内部には、歯髄と呼ばれる軟組織があり、この部分に感染した細菌を取り除くことで歯の寿命を長持ちさせることができます。ところが、歯髄は人それぞれ数や形態が異なるため、細菌の除去や洗浄が徹底できない場合があります。そんな場合に頼れるのが、歯内療法専門医です。ここでは、広島県初の歯内療法専門歯科医院を開院し、高精度な専門機器と深い知識で状態を正確に見極めて的確な診断・治療を行っている、吉岡デンタルキュアの吉岡俊彦院長に話を伺いました。

### Q 歯内療法(根管治療)とはどんなものですか?

**A** 歯の内部には、歯髄が入っている空間(歯髄腔)があります。歯髄とは、一般的にいうと「歯の神経」のことで、正確には歯の神経だけで

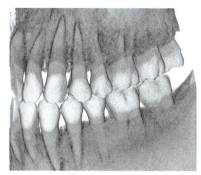
歯は歯ぐきの下の歯槽骨に埋まっている

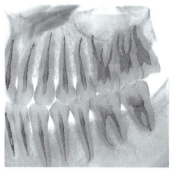
歯の内部には色々な形の歯髄が存在(CTで歯の内部を可視化した画像)

なく、血管やリンパ管などのさまざまな細胞が存在する組織のことを指します。むし歯の進行や怪我などで、歯髄が細菌感染を起こした場合には取り除かなければなりません。歯髄腔の細菌感染を取り除き、歯髄腔が再び細菌感染することを防ぐ治療が歯内療法（根管治療）です。

## Q 歯内療法（根管治療）はどのような種類がありますか？

**A** 歯内療法（根管治療）は、大きく分けて4つあります。
①歯髄保存／歯髄を取らずに残すための治療
②抜髄／残すことが困難な歯髄を取り除く治療
③感染根管治療／細菌感染で壊死した歯髄を取り除く治療
④再根管治療／抜髄や感染根管治療を行った歯が、再び細菌感染を起こした際の細菌を取り除く治療（非外科的再治療、外科的再治療）
（非外科的再治療／かぶせ物や土台を外して行う治療）
（外科的再治療／かぶせ物や土台を残して歯の根の先から行う治療）

## Q なぜ、歯内療法（根管治療）が大切なのですか？

**A** 根管治療は、建物でいうと基礎工事の部分の治療を指します。歯の内部の歯髄腔が細菌感染をすると、根尖性歯周炎を起こして歯の周りの

解説

歯内療法（根管治療）で健康な歯を長持ちさせる

骨を溶かし、進行すると歯を抜かなければなりません。

根管治療で細菌を除去して感染を防ぐことで、溶けた骨が再生し、歯や噛む力が残せます。目には見えない部分ですが、適切に治療を行うことで、歯を健康な状態で長持ちさせることができます。

### Q 歯内療法（根管治療）が必要な症状にはどんなものがありますか？

**A** むし歯が歯のエナメル質や象牙質を通り越して歯髄腔まで進行すると、歯髄炎になります。歯髄炎の症状は、「冷たい物・熱い物・甘い物がしみる」「何もしなくてもズキズキ痛む」「ものを噛むと痛い」などがあります。

視診やX線などで、むし歯の深さや状態を診査します。軽度な歯髄炎の場合は、健康な歯髄に戻ることもあるため、むし歯の処置などを行って経過を見る場合もあります。重度な歯髄炎の場合は、抜髄処置が必要となります。

### Q 歯ぐきが腫れています。どうすればいいでしょうか？

**A** 「何もしなくてもズキズキ痛む」「ものを噛むと痛い」「歯ぐきが痛い」「腫れている」「歯ぐきから膿が出ている」などは、根尖性歯周炎の症状です。その場合は、X線で歯の周りの骨の状態などを診査します。

抗生剤などで急性症状を落ち着かせた後に、感染根管治療もしくは再根管治療が必要となります。あまり歯の根が残っていない場合や、歯が割れている場合には抜歯をお勧めすることもあります。

### Q 歯内療法（根管治療）の手順を教えてください

**A** 最初に歯や歯髄、歯の周りの組織の状態を診査します。その後、患者さんにその診査結果を基に、診断名や治療方法を提示して説明を行い、相談してからどのような治療を行うかを決めてもらいます。

歯内療法（根管治療）を行う場合は、必要に応じて局所麻酔を行います。

治療法は機械や器具などで細菌感染を取る方法（根管形成）、洗浄液で感染物質を洗い流す方法などの化学的に殺菌する方法（根管洗浄）があります。これらを併用して、治療する歯の歯髄腔の細菌感染を取り除きます。歯髄腔が十分きれいになったと判断した後に、歯髄腔を材料で充填（根管充填）して封鎖をします。

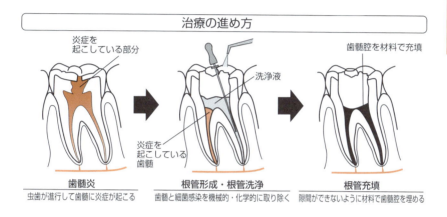

治療の進め方

**歯髄炎**
虫歯が進行して歯髄に炎症が起こる

**根管形成・根管洗浄**
歯髄と細菌感染を機械的・化学的に取り除く

**根管充填**
隙間ができないように材料で歯髄腔を埋める

## Q 歯内療法専門医とは？

**A** 歯内療法（根管治療）を特化して行う歯科医のことをいいます。国内での認知は低いものの、欧米では一般歯科医院が歯内療法専門医に根管治療を依頼するスタイルが確立されています。

根管治療が終われば、かかりつけ歯科医院に戻ります。歯内療法専門医は高精度な専門機器と深い知識、技術を持つ専門家です。国内には、まだ東京、神奈川、大阪などに数軒しかありません。

## Q 歯内療法（根管治療）の治療機器について教えてください

**A** マイクロスコープを用いることで、明るく拡大された状態で根管を探すことが可能になり、撮影した画像は治療後に見ることができます。また、歯科用のCTを用いることで3次元的に歯根の形が分かり、根管の数

はほとんどの場合で把握できます。

　もちろん、CT の撮影には被曝を伴うので、必要最小限での撮影が望まれます。根管の長さにおいても、現在は電気的根管長測定器を用いてより正確に測定をしています。

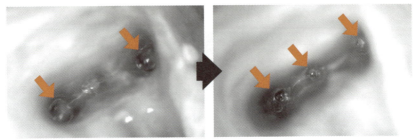

2 つの根管が確認できるが、
本当は 3 つ目の根管が隠れている

3 つ目の根管を発見

### Q 歯内療法専門医の使用器具はどんなものがありますか？

**A** 専門医は歯内療法（根管治療）をする歯に、まずラバーダム防湿（下記）を行います。また、細菌感染を機械的に取り除く根管形成には、歯を削る機械のタービン・エンジンや超音波振動による機械、細長いネジ状の器具（ファイル）などを使用します。

　感染物質を洗い流すなど、化学的に殺菌する「根管洗浄」には次亜塩素酸ナトリウムなどの洗浄液を使用します。これらを併用して歯髄腔の細菌感染を取り除きます。細菌感染を取り除いた後は、歯髄腔の形によって充填する材料や方法を変えて、緊密に充填して封鎖します。

### Q ラバーダム防湿とは？

**A** 歯内療法（根管治療）は、歯髄腔の細菌感染除去を行う治療です。治療中もしくは治療期間中に、口腔常在菌が多くいる唾液が歯髄腔に入ってしまうことは避けなくてはなりません。そのため、日本やアメリカ、

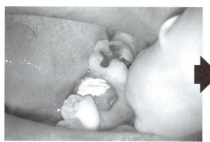
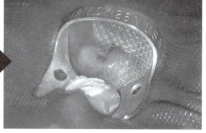

ラバーダム装着前　　　　　　　　　　　　　　ラバーダム装着後

　ヨーロッパなどの歯内療法学会では、根管治療時のラバーダム防湿装着を義務付けています。

　歯に細菌が入るのを防ぐ以外にも、先端がとがった小さな器具（ファイル）などの誤飲誤嚥防止、洗浄液による粘膜の化学的火傷の防止、治療視野の確保（歯をしっかりと見られる状態）などにも役立っています。

## Q 歯内療法専門医とかかりつけ歯科との連携について教えてください

**A**　歯内療法専門医は、かかりつけ歯科医では治療が難しい状態の歯の歯内療法（根管治療）を行っています。かかりつけ歯科医から患者さんの紹介があった場合は、初診でまず十分な診査を行い、治療を希望される歯の診断を行います。次に、治療内容やリスク、予想される経過を詳細に説明して、患者さんの同意を得てから治療を開始します。治療は保険外診療です。

　そして、歯内療法（根管治療）終了後は、経過を確認して報告書を作成し、かかりつけ歯科医に提出します。補てつ処理やメンテナンス処置などの治療は、再びかかりつけ歯科医に戻ってから行います。当院の初回相談料は5000円（60分）で、必要に応じて口腔内診査やレントゲン撮影を行います。治療費は状態により異なるため、気軽に問い合わせてください。

　かかりつけ歯科医に通院している患者さんで、歯内療法専門医の治療を希望される場合は現在の受診先に紹介希望を伝えてください。歯科医から紹介状（治療経過・レントゲン等）をいただけば、現状把握や診断の一助となり、根管治療後の、一般治療への連携もスムーズです。

解説

審美歯科治療の最新動向
――ホワイトニングとクラウン

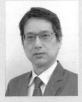

広島大学病院 咬合・義歯診療科
**安部倉 仁** 外来医長・診療准教授

あべくら・ひとし。1957年島根県生まれ。1983年広島大学歯学部卒業。1993年歯学博士（広島大学）。2006年広島大学病院診療准教授。日本補綴歯科学会専門医。日本補綴歯科学会。日本歯科理工学会。日本顎関節学会。日本顎口腔機能学会。

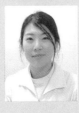

広島大学病院 歯科保存診療科
**西藤 法子** 助教

さいとう・のりこ。1984年広島県生まれ。2009年九州歯科大学卒業。2014年同大学院博士課程修了、九州歯科大学口腔保存治療学分野助教。2018年広島大学病院歯科保存診療科助教。日本歯科保存学会歯科保存治療専門医。

審美歯科治療の際に効果的なのが、歯を漂白するホワイトニングや、削った歯の上に人工の歯を被せるクラウン（冠）です。見た目を重視する方が増えている時代背景の中、近くの歯科医院で審美歯科治療を行ったものの、「期待していたほどの白さにならなかった」「思ったような見た目にならなかった」などの不満や注文も少なからず聞かれます。ここでは、審美歯科治療の内容や治療を受ける際の注意点などについて、広島大学病院の安部倉仁診療准教授と西藤法子助教にお話を伺いました。

## Q 審美歯科治療の役割を教えてください

**A** 審美歯科治療には、口元の見た目をきれいにすることで、患者さんのストレスを改善する役割があります。

　治療には、本来の自然な歯の形や色、歯並びにするための治療全般を指し、歯の色を白くするホワイトニング、歯ぐきをピンク色に改善する治療、歯並びを整える矯正治療などがあります。希望する歯に治療が必要なむし歯などの疾患があった場合には、まずはその治療を行う必要があるため、歯の状態によって必要な治療が異なり、場合によっては審美治療が後回しになることもあります。

　審美歯科治療は、「ホワイトニング」（歯自体の色を漂白によって白くする）と「ラミネートベニア、クラウン」（変色した歯の表面を部分的に削り、歯科材料で本来の色を覆うことで歯を白く見せる）の、大きく二つに分けられます。治療法は歯の状態によって決まるため、直接その歯や口の中全体の状態を確認してもらい、色が変わった原因を知ることが必要です。まずは、気になるところを直接見てもらいましょう。

## Q 歯にはどうして色が付くのでしょうか？

**A** 歯の色が変わる原因には、外因性と内因性のものがあります。

　外因性では、たばこやコーヒー・紅茶・ワイン・カレーなどの着色しやすい飲食物を習慣的に摂取することで、歯の表面に色素が付着します。むし歯による変色や、磨き残した歯垢や歯科治療の際に詰めた金属なども、歯の変色を引き起こすことがあります。

　それに対して内因性では、薬物や加齢、歯の死んだ神経による変色があげられます。歯の表面はエナメル質という硬く白い部分があり、その下に象牙質と呼ばれる部分があります。外因性の原因では、表面のエナメル質に着色することで変色しますが、内因性では内側の象牙質自体の色が変化しています。

　妊娠中や乳幼児期の歯が形成する時期に、テトラサイクリン系の抗生物質を服用すると、歯の変色が起こり褐色や青色の筋が出てくることがあります。

解説　審美歯科治療の最新動向――ホワイトニングとクラウン

また、フッ素の過剰摂取が原因となる場合や遺伝による変色もあります。

## Q ホワイトニングの治療法について教えてください

**A** ホワイトニングは専門的には「ブリーチング」と呼ばれ、失活歯（神経のない歯）の漂白と生活歯（神経のある歯）を漂白する場合に分かれます。

　失活歯のみに対する方法として、「ウォーキングブリーチ」があります。歯の裏に穴を開け、もともと神経の入っていた歯の内側の空洞（歯髄腔）に漂白剤を入れて、中から漂白します。変色している象牙質を直接漂白できるため、表面から行う漂白より効果が高いのが特徴です。治療は歯科医院で行っており、薬剤によって異なりますが、希望の白さになるまで数回を目安に間隔を開けながら薬剤を交換します。

　生活歯の場合は、自宅で行う「ホームブリーチング」と歯科医院で行う「オフィスブリーチング」があります。どちらもエナメル質の表面に漂白剤を塗りますが、薬が浸透しやすいように歯の表面をクリーニングして、汚れを取り除いた後に治療を始めます。

　ホームブリーチングでは、薬剤とそれぞれの歯並びに合うよう作る、カスタムトレーと呼ばれる専用の器具を使います。歯科医の指導を受けながら、基本的には一日2時間以上を目安にカスタムトレーを使って、自分で漂白します。治療期間に決まりはなく、薬剤の追加をすれば希望するまで行うことができます。自宅で患者さん自身が実施するため、漂白効果が弱いものを使用します。毎日、少しずつ白くなるため漂白効果が分かりにくいですが、より自然な白さが出るともいわれています。

　一方、オフィスブリーチングは、歯科医院の診療台で自宅では使用できない漂白効果の高い薬剤を使用します。器具で口を開け、舌が歯に当たらないような状態にして、歯の表面のみに薬を塗り、治療後にはしっかり薬剤を取り除きます。

　費用は歯科医院によって異なりますが、自費診療（保険適用外）になります。1本単位で治療する場合とまとめて治療する場合で値段が異なりますが、ウォーキングブリーチは、原則1本ずつの治療になることが多いと思われます。

## Q ホワイトニングの副作用にはどんなものがありますか？

**A** ホワイトニングを行うと、個人差はありますが生活歯に知覚過敏の症状が出ることがあります。一方、ウォーキングブリーチは失活歯に対して行うため、知覚過敏は起きません。もし症状が出た場合は、知覚過敏用の歯ブラシを使うことで症状が軽減されることがあります。その他、歯の表面が脆くなって不透明な白色になることもあります。

副作用ではありませんが、漂白についてはどの方法でも、時間が経てば自然に元の色に戻っていきます。

## Q ホワイトニングができない場合について教えてください

**A** ホワイトニングを希望しても、全員が可能なわけではありません。歯が完成していない15歳未満の子ども、極度の知覚過敏の症状がある歯や表面がすり減っている歯、テトラサイクリン系の抗生物質の影響で縞模様がある重度の状態の歯、歯の形成不全でエナメル質がない方や妊婦さんなどさまざまです。変色具合が少ない場合、審美治療をしてもホワイトニングの効果が分かりにくいこともあります。

また、ホワイトニングに過度の期待を持っている場合、治療後の歯の状態と自身が思い描いていた白さとの間にギャップが生じると不満を持つことになるため、あまりお勧めできません。

## Q クラウンを使うのはどのような場合でしょうか？

**A** ホワイトニングで白くならない場合、前歯では歯の表側だけ削ってセラミックかレジン（プラスチック）を接着材で張り付ける、「ラミネートベニア」という方法があります。

また、極端に歯が不揃いだったり、隙間が見られたり、黄ばんだりしている場合、歯を全体的に削ってその上にすっぽりとクラウン（冠）を被せる方

解説　審美歯科治療の最新動向──ホワイトニングとクラウン

## Q 審美的なクラウンにはどのような種類がありますか？

**A** 被せるものにはさまざまな形態がありますが、種類と特徴は次の通りです。それぞれ一長一短があるため、適切に使い分けることが大切です。

①メタルボンド（セラミックと金属）／従来からある方法で、フレームに金属を使って補強し、表面は陶材（材料の総称）を焼き付ける。

②レジン（プラスチック）／金属を使用しないため金属アレルギーが起こる可能性がないが、着色しやすく、割れやすい。

③オールセラミック／汚れが付きにくく、変色しにくい。全てが陶材でできているので、歯と同じように透明感があり美しく、金属アレルギーの心配もないが、薄いと壊れやすい。

④ハイブリッドレジン／セラミックとレジンを混ぜ合わせた材料で作られている。レジンより頑丈だが、セラミックより着色しやすい。最近のレジンは、このタイプの物が多くなっている。

⑤ジルコニア／割れにくく丈夫で、歯の色に似て見た目も良い。透明感は少

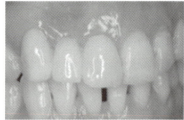

ジルコニア応用タイプの陶材前装クラウン

ないが、最近は透明感があるものが開発されている。硬いため、周囲の歯や噛み合う歯を痛める場合がある。ジルコニアフレームに陶材を焼きつけたもの（上写真）と、フルジルコニアのタイプがある。

## Q CAD/CAM冠とは何ですか？

**A** 保険適用で入れることのできる白い歯に、CAD/CAM（キャドカム）冠があります。

コンピューターで歯の形をデザインし、加工機械でハイブリッドレジンのブロック材を削り出して作製する被せ物です。ハイブリットレジンは、レジ

ン（プラスチック）にセラミックを合わせ、それぞれの良い部分を生かして強度を大幅に改善した素材です。銀歯に比べて目立たなく、白い自然な被せ物を製作できます。

現在では、CAD/CAM冠が大臼歯に保険適用されるようになっています（右写真）。当病院では2009年5月に、「歯科用CAD/CAMシステムを用いたハイブリッドレジンによる歯冠補綴」が先進医療の承認を受けました。

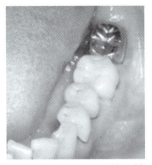

CAD/CAM冠（大臼歯）

その後、2014年4月から小臼歯だけが保険適用に認められ、2016年4月に金属アレルギー患者に限定して大臼歯にも適用されました。

さらに、2017年12月からは一般の大臼歯にも認められました（※ただし、下顎の第一大臼歯に限定され、第二大臼歯がないと適用除外）。CAD/CAM冠は、金属に比べると強度は劣りますが、非常に丈夫なプラスチックですので臨床上の強度に問題はなく、白くて透明感もあります。

## Q 安心できる審美歯科医の見分け方を教えてください

A 基本的には、副作用などのデメリットも含めてきちんと説明してくれる歯科医を選ぶことが大切です。疑問があれば積極的に質問し、それに答えてくれる歯科医だと安心です。

患者さんの希望している色と、歯科医が美しいと考える色には差があることがあります。また、毎日歯を見ていると、色は白くなっているにも関わらず変化が感じられにくいことがあります。

ホワイトニングに関しては、専用機器で歯の色を測って数値化することで、効果を確認できることもあります。このような機械を使わなくても、治療前後で歯の写真を撮影したり、歯の色見本を用いて色の変化を確認したりすることで、どの程度のホワイトニング効果があるか分かりやすくなります。患者さんの希望するイメージをしっかり理解し、同じ理想が描ける歯科医だと審美治療は成功しやすいです。

**解説**

矯正歯科治療の重要性とは――健康や発育に影響する歯並び

## 歯科専門医たちが詳しく解説

# 矯正歯科治療の重要性とは
## ――健康や発育に影響する歯並び

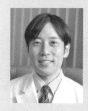

広島大学病院 口腔健康発育歯科・矯正歯科 歯学部副学部長
**谷本 幸太郎** 教授

たにもと・こうたろう。1967年広島県生まれ。1992年広島大学歯学部歯学科卒業。1999年同大学助手。2007年同大学病院講師。2013年同大学大学院医歯薬保健学研究科歯科矯正学教授。日本矯正歯科学会（指導医・認定医）。中・四国矯正歯科学会（副会長）。日本顎関節学会（指導医・専門医）。日本再生医療学会（認定医）。日本口蓋裂学会。日本顎変形症学会。The Edward H. Angle Society of Orthodontics。

歯並びや噛み合わせの異常（不正咬合）を治療する矯正歯科は、正しく機能的な噛み合わせとバランスのとれた口元を作り出すだけでなく、歯周病・むし歯・咀嚼障害などの予防にもつながる重要な歯科です。ここでは、矯正歯科治療とはどんなものか、矯正歯科の役割と治療内容、かかりつけ矯正歯科医院のかかり方などについて、広島大学病院矯正歯科の谷本幸太郎教授に伺いました。

**Q** 具体的な治療内容や、治療対象となる不正咬合について教えてください

**A** 矯正歯科治療とは、歯や顎の骨に人工的に一定の力をかけてゆっくりと動かし、噛み合わせの悪い歯並びを整える治療です。

矯正治療の対象となる不正咬合は、八重歯・乱ぐい（叢生、下写真A）、出っ歯（上顎前突、同B）、受け口（反対咬合・下顎前突、同C）、前歯が深く噛みこむ過蓋咬合（同D）、前歯が噛み合わない開咬（同E）、歯並びに隙間を認める空隙歯列（同F）があります。またそのほかに、手術が必要となる顎変形症もあります。

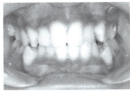 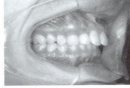 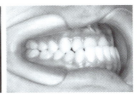

A. 叢生（そうせい）　　B. 上顎前突（じょうがくぜんとつ）　　C. 下顎前突（かがくぜんとつ）

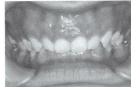 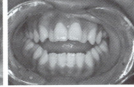 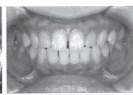

D. 過蓋咬合（かがいこうごう）　　E. 開咬（かいこう）　　F. 空隙歯列（くうげきしれつ）

治療に関しては、子どもと大人を分けて考える必要があります。まずは、ご自身やお子さんの問題となる症状を把握し、それぞれに合った治療法を見つけることが大切です。そして、少しでも歯並びに不安があれば、まずはかかりつけ歯科医に気軽に相談し、矯正歯科専門医を紹介してもらって、適切な開始時期をアドバイスしてもらうことをお勧めします。

## Q 子どもと大人の矯正治療の違いは？

**A** 子どもの矯正治療のメリットは、歯並びを良くすることで歯や顎骨の成長・発育を助けることです。

不正咬合は、咀嚼や発音に悪影響を与えるため、成長期の子どもに対する矯正治療の意義は大きいと考えます。一般的には、永久歯が生え始める小学校入学ごろから矯正治療を始めますが、必ずしも早く始めれば良いとは言い切れず、時期を待った方が良いこともあり、見た目だけでは判断できません。

小学校高学年までの6年間くらいは、永久歯と乳歯が混ざり合っている混

## 解説　矯正歯科治療の重要性とは──健康や発育に影響する歯並び

合歯列期で、顎骨も大きく成長して顔貌（顔の形や容姿）が作られる時期ですので、この時期の治療は、同じ矯正治療でも大人とは異なります。顎骨の成長はその後も続き、永久歯列期が完成するのはおおむね中学生ぐらいです。

子どもの場合は、歯の生え変わりと骨の成長が残っているかの成長パターンに沿った治療を行います。歯並びや上顎の成長に影響する、指しゃぶりなどの悪い癖を止めることも矯正治療に入ります。それらの治療が終わった後で、歯並びを整えたり、噛み合わせを良くする大人の治療になります。

また、きれいな歯並びに見えても不正咬合のこともあり、発見されるきっかけとして多いのは学校検診で指摘される場合です。子どもの不正咬合を放置すると、物が食べにくかったり、発音しづらい音が出てきたりすることがあります。これは大人になっても矯正可能ですが、こうした習慣はまだ子どものうちの、身に付けやすい時期に治しておいた方が良いです。

矯正治療をすることで、正しい咀嚼や発音を身に付けやすくなり、顎の適切な成長を促します。また、プラーク（歯垢）コントロールがしやすくなりますので、むし歯や歯周病のリスクを軽減できます。

一方、大人の場合（永久歯列期）は審美が目的の場合も多いですが、矯正治療でむし歯や歯周病のリスクを軽減できることは変わりません。歯並びと全身の健康との因果関係についての研究報告はまだ少ないですが、矯正治療をすることで歯周病やむし歯のリスクが減れば、それらと関わりがあるとされる、さまざまな病気（糖尿病・心臓病・脳卒中など）のリスクの軽減につながります。

また、見た目が美しくなり、自分の歯でよく噛んで食べられるという意味でQOL（生活の質）が向上します。矯正治療は、健康にプラスになることはあってもマイナスになることはありません。

大人は子どもと異なり、歯の生え変わりや顎の成長を待つ必要がないため、比較的速いペースで治療を進められますが、子どもよりも歯の動きが遅いことが多いため、治療期間は長くなる傾向があります。

必要な方には、矯正治療に先立って歯周病治療を行い、歯ぐきの状態が落ち着いてから矯正治療を開始して、歯ぐきに無理な力がかからないようにゆっくり治療を行います。そして、子どもも大人も矯正治療後には、定期的なメンテナンスが重要です。

## Q 矯正歯科治療に必要な基本検査とは？

**A** 矯正治療は、しっかりとした検査や正しい診断と治療計画の基に行う必要があります。矯正治療に必要な基本検査としては、レントゲン撮影、歯型の採取、顔と口の中の写真撮影などを行います。また、必要に応じて顎関節（がくかんせつ）のMRI検査やCT撮影を行います。

広島大学病院矯正歯科では、特に顎関節の機能に注目し、顎関節症と不正咬合を併発している方の矯正治療に関して力を入れており、専門性の高い治療を行っています。不正咬合の治療をする方の2～3割に、顎関節の異常が見られます。重症の方は、顎関節の炎症や異常を治療して、落ち着かせてから矯正治療をしないと悪化させることがあります。当科では、顎関節症の疑いのある方は必ずチェックして、その結果に応じて慎重に治療を進めています。

## Q 矯正装置について教えてください

**A** 矯正装置には、口の中に装着する装置と外（頭や顎）に付ける装置、取り外しできる装置とできない装置、夜間のみ使う装置と一日中使う装置など多くの種類があり、日々改良されて次々に良いものが登場し、患者さんの負担も減っています（下写真／マルチブラケット装置（左）、上顎の骨の成長を促進させる前方牽引装置（けんいん）（右上）、上顎の骨の成長を抑えるヘッドギア（右下））。

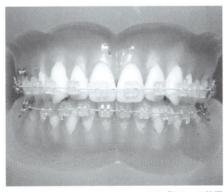

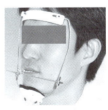

前方牽引装置

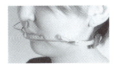

ヘッドギア

マルチブラケット装置

解説　矯正歯科治療の重要性とは――健康や発育に影響する歯並び

**解説** 矯正歯科治療の重要性とは──健康や発育に影響する歯並び

最もよく使用されているのは、永久歯を対象にブラケットを歯の表面に装着し、ワイヤーを通して連結するマルチブラケット装置です。どの装置を使うかは不正咬合の種類や程度によるので、専門医と相談の上で選択してください。

矯正装置を装着して治療を開始したら、歯や顎の変化に応じて調節する必要があるため、定期的に（月1回程度）来院いただくことになります。

矯正装置を装着すると、むし歯になるリスクが高くなります。当科では、唾液の量や性質、唾液中の細菌数を評価するむし歯リスク検査を行い、科学的なデータに基づいたむし歯予防を実践しています。さらに、歯科衛生士が正しい歯の磨き方や口の中を清潔に保つ方法やコツを、丁寧に指導しています。

動かした歯は元の位置へ戻ろうとする傾向があるため、矯正装置を外した後も、しっかりと歯を安定させるために歯の裏側にワイヤーを付けたり、取り外し式の装置を使っていただく必要があります。この期間は、経過観察のために、年に数回程度の来院が必要です。

### Q 治療費は健康保険や医療費控除の対象になりますか？

**A** 一般的な矯正治療は健康保険が適用されず、自費診療になります。当科の場合、マルチブラケット装置による矯正治療は80〜100万円です。顎骨の変形に起因した咬合異常に対する外科手術（顎を切る手術）を伴う矯正治療、口唇裂や口蓋裂ならびに、国が定める50を超える先天性疾患の方の矯正治療については、一定の施設基準を満たした専門医療機関において保険適用となっています。広島大学病院では、唇顎口蓋裂総合成育医療センターが設置されており、先天性疾患について矯正治療も含めて総合的に治療を受けることができます。

子どもの矯正治療費は、通院費用まで含めて医療費控除の対象として認められています。大人の場合も、見た目をきれいにする美容目的でないことが証明できれば、医療費控除の対象になります。

**Q 納得できるかかりつけ矯正歯科医の選び方を教えてください**

**A** 基本的には、日頃から診てもらっているかかりつけ歯科医師にまず相談し、矯正歯科専門医を紹介してもらってください。その際、不正咬合の状態や治療目標と治療計画、治療方法のメリット・デメリット、治療期間、費用などを詳しく説明してくれる矯正歯科医を選びましょう。

国内にはさまざまな矯正歯科関係の学会がありますが、矯正に関わる歯科医のほとんどが加入しているのが「日本矯正歯科学会」です。この学会の認定医・専門医は、矯正歯科医を選ぶ際の選択の基準になると思います。歯並びや不正咬合などで何か気になることがあれば、ぜひ相談していただきたいと思います。

※日本矯正歯科学会の認定医・専門医は、日本矯正歯科学会のホームページ（http://www.jos.gr.jp/）から検索できるようになっています。

解説　矯正歯科治療の重要性とは――健康や発育に影響する歯並び

解説

# 歯科専門医たちが詳しく解説

## 本当に知りたい！インプラントの話
―― インプラント治療を安心して受けるために

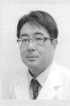

広島大学病院 口腔顎顔面再建外科診療科長 口腔インプラントセンター長
**武知 正晃** 准教授

たけち・まさあき。1994年徳島大学歯学部歯学科卒業。1998年同大学助手。2002年トロント大学在外研究員。2006年広島大学大学院顎口腔頸部医科学講座講師。2007年同准教授。2017年歯学講座口腔外科学准教授。歯学博士。日本口腔インプラント学会専門医・指導医。日本顎顔面インプラント学会指導医。日本口腔外科学会代議員・専門医・指導医。日本口腔科学会評議員・認定医・指導医。日本がん治療認定医機構がん治療認定医・暫定教育医。

歯を失ったときの治療として、入れ歯やブリッジに次ぐ、第3の治療法として注目されているインプラント。現在では、多くの人がインプラント治療を普通に受ける時代になってきています。しかし、「痛みが取れない」「高いお金を出したのに治療が失敗した」などのトラブルも増加。全ての患者が成功する治療では決してなく、また、歯科医なら誰でもできるというわけにいかないのがインプラント治療の難しさです。ここでは、インプラント治療の具体的な内容や注意点などを、広島大学病院口腔インプラントセンター長の武知正晃准教授にお伺いしました。

### Q インプラントとは？

**A** インプラントとは、「人工の材料や部品を体に入れること」の総称です。歯科では、歯がなくなった歯根に当たる部分（顎骨(あごぼね)）に、体になじみ

やすい材料で作られた人工歯根を埋め込み、その上に人工の歯を被せる治療法をインプラント治療といいます。顎骨にしっかり固定するインプラント治療でなら、入れ歯よりも満足度が高く、自分の歯を取り戻した感覚で日常生活を送れるようになります。

インプラント治療の歴史は古く、トルコの古墳で紀元前6世紀の世界最古の石製インプラントが発見されています。現在のインプラントは、1952年にスウェーデンのブローネマルク博士が、チタンと骨が一体化すること（オッセオインテグレーション）を発見したことから始まりました。インプラント治療は、チタンの特性を生かした治療で、日本では1983年に開始されています。

インプラントの構造は、基本的に3つのパーツからできています。顎骨の中に埋め込まれるインプラント体（歯根部）、その上に取り付けられるアバットメント（支台部）、歯に相当する上部構造（人工歯）です（下図）。

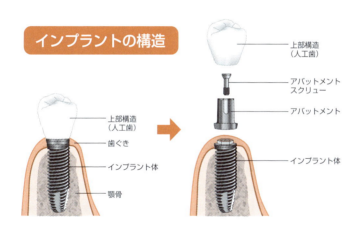

インプラントの構造

材料は主に、純チタンやチタン合金が使用され、インプラント体のデザインはスクリュー（ネジ）型、シリンダー（円柱）型などがあります。現在、国内では20種類以上のインプラントが流通していますが、インプラント体を埋め込んだときに骨により固定されやすく、噛む力を周囲の骨に分散することができるスクリュー型が主流です。

上部構造の種類は、固定性の冠やブリッジと可撤式（かてつしき）（自分で取り外しができる）のデンチャーがあります。前者は、1本ずつインプラント体を埋め込

み、上部構造は冠・ブリッジで、しっかり固定されるため自分の歯を取り戻した感覚が得られます（下写真上）。

　可撤式のデンチャーは、見た目はいわゆる入れ歯で、埋め込むインプラント体は上顎が最低4本、下顎は2本でも可能です（下写真下）。インプラントで支えるため、粘膜だけで支える通常の入れ歯よりも支持性が上がり、よく噛めるようになるのが最大の利点です。費用も安く済み、また、取り外しができるため日常のケアも容易で、今後、要介護者や認知症患者の増加を考慮すると、こちらの可撤式のデンチャーを選択する症例が増えてくると思われます。

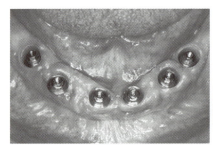
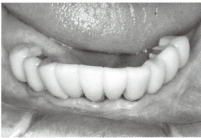

固定性のブリッジ

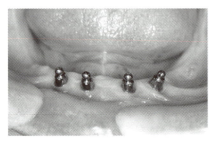
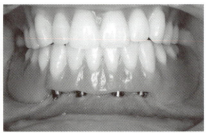

可撤式のデンチャー

## Q インプラントのメリット・デメリットとは？

**A** インプラントのメリットは、「見た目が良い（審美性）」「よく噛める（機能性が良い）」「他の歯を傷つけない」「しゃべりやすい」「入れ歯が動かない」などです。

一方でデメリットは、「適用が限られており、誰でもできる治療ではない」「成功率が100％ではない」「治療に手術が必要で（体に負担が加わる）、術後の痛みや腫れ、出血、知覚麻痺などが起こる可能性がある」「自費診療のため、治療費が高額になる」「治療期間が長い」などがあげられます。

治療が失敗する可能性も少なからずあり、上部構造装着後5年の成功率は当科では約99％です。治療の成功を妨げるリスク要因として大きいのは、喫煙、糖尿病、歯ぎしりなどです。

さらに下顎のインプラント手術後に知覚麻痺が生じることがありますが、長期間残ったり、まれに麻痺が取れないこともあります。このような問題が生じた場合、対処が難しく、治療に時間がかかるというデメリットもあります。トラブルをできるだけ避けるためにも、施術に関わる歯科医の技量が問われます。

しかし、残っている他の歯への負担がなく、自分の歯に近い機能が回復でき、見た目がきれいというメリットは決して小さくはなく、快適性や審美性を求める風潮が強まる中で、多くの方の要望に応えられる治療といえます。

## Q 治療の流れと必要な検査について教えてください

A 治療を行う担当医は、治療前に患者さんの状態、必要な検査、治療法、治療部位、予後、リスク、費用、治療期間などを分かりやすく詳しい説明を行い、患者さんの理解の確認や同意が必要です。患者さんの体質や健康状態によっては、インプラント治療を受けられない場合があり、治療前にはさまざまな検査が必要になります（右図）。

まず最初に、問診や口腔内の検査をして、顎や口、歯の状態を把握します。また、過去にかかった歯科以外の体の病気、現在治療中の病気、飲んでいる薬などについても聞きます。さらに、金属アレルギー検査や

| インプラント治療の成功を妨げるリスクファクター | |
|---|---|
| 消化器疾患 | 肝機能障害<br>腎機能障害 |
| 代謝・内分泌系疾患 | 糖尿病<br>骨粗しょう症 |
| 精神疾患 | 統合失調症<br>うつ病 |
| 血液疾患 | 貧血 |
| 自己免疫疾患 | 関節リウマチ<br>全身性エリテマトーデス |
| アレルギー疾患 | 金属アレルギー |
| その他 | ビスフォスフォネート系薬剤服用患者<br>ステロイド系服用患者<br>抗血栓療法系服用患者<br>頭頸部扁平上皮がんの既往<br>放射線治療の既往<br>喫煙 |

> レントゲン検査、CT検査、咬合力検査、唾液検査などと併せて、手術前検査（血液検査などの全身的な検査）を行います。
>
> このステップでおろそかにできないのが、CT検査と金属アレルギー検査です。CT検査は、骨の形態や量、質など、顎骨の状態や解剖学的な神経の位置などを正確に把握するためには不可欠で、当科では患者さん全員に対してCT撮影を行っています。
>
> また、最近では金属アレルギーの患者さんが増えていますが、特にチタンアレルギーには注意が必要です。チタンが骨にくっ付かない、顔や口の中の歯ぐきや粘膜が赤くなるなどのアレルギー反応が現れたら、インプラントを取り除く必要があります。そうしたトラブルを避けるために、事前の金属アレルギー検査は有用です。
>
> 各種検査の結果、必要があれば前処置を行います。例えば、歯周病はインプラントの予後に影響しますし、インプラントにも歯周病に似た病気のインプラント周囲炎があります。初期のインプラント周囲粘膜炎の段階であれば治りますが、インプラント周囲炎にかかったら残念ながら治すことは困難で、インプラントの喪失につながります。
>
> 歯周病の治療をせずにインプラント治療を行うと、インプラント周囲炎を起こしやすくなるため、治療前に歯周病の治療が必要となることがあります。また、CT検査でインプラント体を埋め込むのに必要な骨の高さや幅が足りないと診断されれば、前もって補う処置（骨造成）が必要になる可能性があります。
>
> 担当医は精密な治療計画を立て、治療計画を提示して説明し、相談に応じてインフォームドコンセント（同意）を得る場合には、患者さんの家族が立ち会うことが望ましく、その際に必ず治療説明同意書を作成します。

## Q どんな手術ですか？

**A** 術式は大きく2つに分けられ、手術を1回だけ行う1回法と、手術を2回に分けて行う2回法があります。標準的な治療方法は2回法です（右ページ、上図）。

各種検査と前処置が終わり、治療計画の立案や説明、修正が終わったら、治療計画に基づいてインプラント一次手術を行い、インプラント体を骨の中

に埋め込みます。埋め込み後、下顎は２〜４か月、上顎は３〜５か月（軟らかい骨でできているため）待ちます。

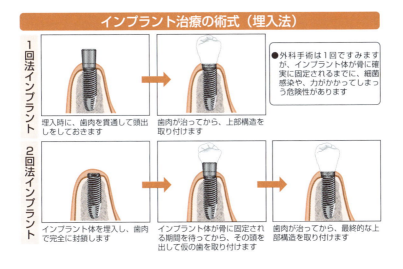

インプラント体が骨と一体化したら、二次手術（アバットメント連結術）で上のアバットメント（支台部）を取り付けます。その後、歯ぐきが落ち着くのを待って、まず仮歯を作り、上部構造（冠や入れ歯）ができるまでの期間を使用して、噛み合わせや見た目、メンテナンスの状態などをチェックします。そして、仮歯を参考にして最終的な上部構造を製作し、アバットメントにそれを取り付けたら治療完了ですが、仮歯の作成後数か月かかる場合があります（下図）。

### インプラントの治療の流れ

インプラント体を骨の中に埋め込む（一次手術）

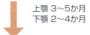
上顎 3〜5か月
下顎 2〜4か月

インプラント体が骨と一体化したら、
上のアバットメント（支台部）をとりつける（二次手術）

このアバットメント（支台部）に
上部構造（冠や義歯）を取り付ける

### Q インプラントにも寿命がありますか？

**A** インプラントにも寿命があります。冠や入れ歯を装着したら、それで終わりではありません。インプラントを長く持たせるためには、日常の正しい手入れと観察が大切です。

長期で見た場合、インプラント周囲の炎症、上部構造材料の破損、ネジの緩みや破損、インプラント体の破折などのトラブルが起こる場合があります。

インプラントの喪失にもつながりかねないトラブルを予防するために不可欠なのが、定期的なメンテナンスです。治療終了後、最初は1～3か月以内に来院し、その後も定期的に（半年に1回程度）必ずメンテナンスを受けてもらい、インプラント周囲の骨や歯ぐき、冠の状態、さらに、噛み合わせやブラッシングの状態などをチェックしていきます。

インプラントがしみる、少し変な感じがする、少し痛い、グラグラするなどと感じたら、すぐに歯科医院を受診してください。担当医を受診するのがベストですが、それができない場合、トラブル時に歯科医が知りたいのは、インプラントのメーカーと種類、サイズ、使用した部品の種類、合着方法（ネジ止めかセメント装着か）などの情報です。

当院では、それらのデータを記載したインプラント治療カードを患者さんにお渡ししています。学会でも治療カードやインプラント手帳の発行を勧めており、それがあれば、インプラント術後の安全な健康管理に役立ちます。もし、カードや手帳がもらえない場合は、インプラント治療を終了した際に担当医に情報を書いてもらっておけば、トラブル時に他の歯科医を受診しても対応が速く、スムーズな治療が可能になります。

### Q 治療費は、健康保険や医療費控除の対象になりますか？

**A** インプラントの治療費は健康保険が適用されず、全て自費診療となり、医療費控除の対象にもなりません。検査費用もメンテナンス料金も、自己負担です。

歯科医院が独自に価格を設定していますが、相場は1本約40～50万円で、

ほかに検査費用などがかかります。メンテナンス料金は、当院の場合、埋め込んだインプラントの本数によって設定しています。

なお、2012年4月から、がんや外傷などによって顎骨が広範囲になくなってしまった場合や、先天的に歯がない患者さんに限り、インプラント治療が保険適用されるようになりました。

## Q 信頼できるインプラント治療の歯科医の選び方を教えてください

**A** インプラント治療には、高度な技術と専門的な知識、設備が必要です。確かな知識や技術を持っているか（専門医、指導医）、カウンセリングや検査が充実しているか、院内の衛生管理や設備がしっかりしているかなど、治療に入る前によく調べた上で慎重に歯科医を選ぶことが、失敗しないインプラント治療への第一歩です。

きちんと分かりやすく説明してくれたり、質問をよく聞いてくれたり、患者の気持ちが分かる、特に、CT検査など必要な検査をしっかりとしてくれて、優れた技術や知識を持つ先生を選びましょう。患者さん自身も、インプラント治療について少し勉強することも大切です。

インプラント治療に関わる歯科医が加入している主な学会は、日本口腔インプラント学会と日本顎顔面インプラント学会です。この両方または、どちらかの学会の専門医・指導医であれば、信頼できる歯科医の一つの目安になります。

インプラント治療は、トラブルの多い治療という印象があるかもしれませんが、高度な技術や豊富な知識を持った医師が慎重に行えば、むしろ機能改善に優れ、残存率の高い優れた治療であることは確かです。質問や疑問があれば気軽に歯科医師に相談し、納得した上で治療を受けてください。

解説

# 歯科専門医たちが詳しく解説

## 子どもの歯科の上手なかかり方

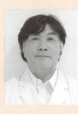

**広島大学病院 小児歯科**
**香西 克之 教授**

こうざい・かつゆき。1956年生まれ。1981年広島大学歯学部卒業。1985年同大学院歯学研究科修了、同大学助手（小児歯科学）。日本鋼管福山病院小児歯科、トロント大学客員研究員などを経て、2001年広島大学歯学部小児歯科学講座教授、同大学病院小児歯科長。同大学歯学部歯学科長、歯学部長補佐を歴任後、2016年より同大学病院副病院長。

乳歯と永久歯は、その特質が大きく異なります。子どもの歯は、大人の歯よりもエナメル質や象牙質が構造的・生化学的に脆弱（ぜいじゃく）で、むし歯（う蝕（しょく））になりやすい特徴もあります。ここでは、子どもの歯を健やかに保つためにどのような予防指導や治療を受けたらよいか、安心できる小児歯科の選び方などについて、広島大学病院小児歯科の香西克之教授に話を伺いました。

**Q 子どものむし歯予防には何が重要でしょうか？**

**A** 子ども自身ではむし歯予防ができないため、保護者が関心を持つことがまず大事です。

　乳歯はいつから生えて、何本あるのか。歯磨き（ブラッシングおよびフロッシング）はいつごろ開始すべきなのか。歯の発育やそのケアの方法を知って

おくと、とても役立ちます。年齢とともにダイナミックに変化する歯や口腔の仕組みについてはもちろんですが、哺乳から離乳期、離乳期以降にかけての食べる機能の発達は、むし歯予防にも関係が深いことが知られています。

## Q 乳幼児期の歯科健診はどう受けたらいいでしょうか？

**A** 国が定めている乳幼児歯科健診は2回あります。

最初は1歳6か月児歯科健康診査で、乳歯の発育状態やむし歯の有無を検査してもらいましょう。その次は3歳児歯科健康診査ですが、この2回だけでは十分ではありません。生後6～8か月頃に歯が生え始めたら、信頼できる歯科医院で定期的に3～4か月ごとの健診を受けることをお勧めします。

年齢に応じてどこがむし歯になりやすいか、どのように歯の清掃を行えばよいか、離乳食や幼児食の進め方と歯の発育との関係などについて、きちんと教えてくれる専門的な知識を持った歯科医師や歯科衛生士を選ぶことが大切です。

## Q むし歯を作らない具体的な方法について教えてください

**A** むし歯は、「食べ物（砂糖）」「細菌（むし歯菌、ミュータンス菌）」「歯の質」「時間（習慣）」の、四つの要因が重なってできると考えられています。そのため、①砂糖の摂取量を減らす、②むし歯菌の増殖を防ぐ、③歯の質を強くする、④おやつ（間食）に規則性をもたせる、などの方法で予防ができます。以下、具体的に説明します。

まず、砂糖はキャラメルや飴、チョコレートといった子どもの好物に多く含まれ、むし歯菌はその砂糖から粘着性の歯垢（デンタルプラーク）を生成し、歯の表面で大量に増殖します。さらに、大量のむし歯菌から代謝された酸で歯が溶かされ、むし歯の発症につながっていきます。

現代の食生活では、砂糖を完全に摂取しないようにすることは不可能です。ですので、間食の時間や回数を決めて規則性をもたせることが大切です。ま

解説　子どもの歯科の上手なかかり方

解説

子どもの歯科の上手なかかり方

た、飲み物についても同様です。体に良いとされるスポーツドリンクや乳酸飲料、果汁100%ジュースなども酸性飲料であり、砂糖も含むため一日中だらだら飲み続けると、むし歯の原因になることがあります。無糖、シュガーレス、ノンシュガーと記載されていても、全く砂糖を含有していないわけではありません。

清掃状態が悪くて大量の歯垢が歯の表面に付着しつづけると、その直下にむし歯ができます。これらの歯垢を除去するためには、保護者（親）による仕上げ磨きが欠かせませんが、年齢や口の状態によって磨き方や磨く場所にポイントがあります。

歯の質については、適度な濃度のフッ素で強くなることが知られていますが、フッ素は自然界に存在し、魚・海藻・お茶などにも微量に含まれています。フッ素イオンが歯に取り込まれることで、酸に対する抵抗性が高くなります。フッ化物配合の歯磨きペーストの利用も勧められます。

以上を参考に、子ども各々に適したむし歯予防のスタイルを作り、実践していくことが必要です。

## Q むし歯になったときには、どうすればよいでしょうか？

**A** 乳歯のむし歯は、永久歯に生え代わるから治さなくてもよいと思っていないでしょうか。放っておくと、穴が大きくなって歯髄（神経）に近づき、少しの刺激で痛みを生じます。同時に噛む能力が低下し、食事が取れず元気がなくなります。さらに、進行すると歯髄の中にまでむし歯菌が侵入し、歯根やその周囲に炎症が広がって歯ぐきが腫れることもあります。

また、むし歯によって生え代わりのための歯列スペースが減り、永久歯列への交換がスムーズに行われないため、歯並びや噛み合わせに不正が生じやすくなります（不正咬合）。不正咬合の後天的原因は乳歯のむし歯を起因とすることが多いため、不正咬合を予防するためにもむし歯予防や早期治療が重要です。

## Q 健全な歯並びや噛み合わせのためには何をしたらよいですか？

**A** 乳歯列期や混合列期（永久歯との交換期）に不正咬合の原因を極力取り除き、健全な発育を促すことを「咬合誘導」といいます。

　不正咬合の原因は、むし歯、指しゃぶりや口呼吸などの習癖、耳鼻科疾患、口腔外傷、歯数異常、顎骨の発育異常、遺伝性などさまざまです。模型診査やエックス線検査による分析などで正しく診断した上で、治療方針を立案して適切な咬合誘導処置を行うことが重要です。

　また、治療が永久歯列期に及んで本格矯正治療が必要と診断される場合は、最初から矯正歯科を専門とする先生に紹介します。そのためにも検査と分析、正しい診断が求められ、見た目の診査だけで不正咬合の治療を始めることはありません。また、小児歯科と矯正歯科とは専門性同士で連携が強く、小児歯科の咬合誘導は、矯正歯科分野では予防矯正やⅠ期治療といわれています。

　咬合誘導の治療内容は、矯正用ワイヤーや義歯のような装置を使ってスペースを確保する方法や、口唇や舌の機能トレーニングなどさまざまです。3歳以降の指しゃぶり習慣をやめたり、口呼吸を鼻呼吸に改善したりすることによって、不正咬合が改善することもあります。

## Q 「口腔崩壊」が問題になっているようですね？

**A** 学校歯科健康診査データをみてもむし歯は減少していますが、ごく少数の子どもたちに依然として重度のむし歯がみられます。

　全国的な調査によると、小中学生の約7割はむし歯などの口腔疾患がなく健全ですが、残りの口腔疾患を有する3割の児童は歯科受診を勧告され、そのうち約3割は歯科医への受診が実施されています。しかし、残りの7割は未受診です。さらに、全体の0.3％の児童はむし歯が10本以上もある、いわゆる口腔崩壊状態といわれています。広島地域でも同様の結果が出ており、小児の口腔領域において健康格差（むし歯格差）が広がっています。

　格差の背景には成育環境が大いに関係しており、ネグレクト（養育放棄や子育てへの無関心）をはじめとする児童虐待、子どもの貧困、母子家庭など

現代の子どもを取り巻く環境が、歯科疾患として表出されていると考えられます。この問題は自己責任で語れるものではなく、抜本的な対策が必要です。

### Q 安心できる小児歯科医の選び方を教えてください

**A** できる限り、小児歯科専門医を選ぶことをお勧めしますが、現在は小児歯科専門医、小児歯科医の絶対数が少ないのが現状です。

ポイントとして、治療に対する選択肢を幅広く持ち、保護者や子ども本人に対して説明をしっかりしてくれる歯科医を選ぶことです。また最近は、むし歯予防はしてもむし歯治療は行わない（できない？）歯科もあり憂慮しています。エックス線診査で永久歯の発育や異常を診断したり、治療の際には局所麻酔、ラバーダムを適正に使用できるか、切削器具や既製乳歯冠など小児専用の器具や歯科材料を備え、小児歯科学に裏付けられた専門技術を身につけていることが求められます。

歯科医療機関は、「一般歯科」「小児歯科」「矯正歯科」「歯科口腔外科」の四診療科を自由に標榜することが可能であるため、複数の診療科を併記標榜する傾向があります。その結果、現在では小児歯科を標榜している歯科医療機関は約4万施設（全歯科医療機関6万8000施設の約60％）以上に上り、少子化や小児のむし歯減少とは逆に増加し続けているため、小児歯科を選ぶ際は一部の情報のみに頼らず、慎重に選ぶことが必要です。小児歯科を単独で標榜しているところは安心と思われます。

それに対して、小児歯科医療の見識や技術を高め、優れた小児歯科医を養成し、小児歯科専門医の審査を行う学術団体である日本小児歯科学会の会員は全国で約4000人（歯科医師数10万人の4％）です。そのうち、小児歯科専門医はわずか1200人余りですが（1.2％）、日本小児歯科学会ホームページから検索できます。（2018年現在、広島県内42人）。

さらに、子どもの治療計画は発育期であることを考慮し、長期的視野に立脚したものであることも大切です。子どもの専門的な歯科医療が、どこでも安心して受けられるような体制をつくることが求められます。

# 歯科専門医たちが詳しく解説

## 睡眠時無呼吸症候群の歯科的アプローチ

松本歯科医院
**松本 浩一** 院長

1963年広島市生まれ。1987年広島大学歯学部卒業。広島大学歯科補綴学第二講座、倉敷第一病院、甲奴町歯科診療所を経て、1993年松本歯科医院開院。2007年現在地移転。日本睡眠学会。日本睡眠歯科学会。日本睡眠歯科学会評議員。

睡眠中に繰り返し呼吸が止まる「睡眠時無呼吸症候群（SAS）」。現在、この症状を持つ患者は国内で400〜500万人といわれています。大きないびきが特徴で、いびきが止まっている間は呼吸も止まるため熟睡できず、昼間に眠気が生じて記憶力や集中力が低下。臓器や脳に十分な酸素が届かなくなるため、高血圧、糖尿病、脳卒中、虚血性心疾患などの生活習慣病のリスクが高まるとの報告もあります。ここでは、歯科領域からのアプローチで睡眠時無呼吸症候群の治療に長年取り組んでいる、松本歯科医院の松本浩一院長に話を伺いました。

### Q 睡眠時無呼吸症候群について教えてください

**A** 睡眠中に10秒以上続く無呼吸を繰り返し（1時間に5回以上）、そのため日中に眠気が出たりするなど、さまざまな症状が出てくる疾患が「睡眠時無呼吸症候群」です。1時間に5〜15回が軽症、15〜30回が

中症、30回以上が重症と定義されていますが、重症の患者さんになると1時間に60回程度の無呼吸が起こることも。長期間治療を受けず放置すれば、居眠り運転による事故など、重大な結果を招くこともあります。

症状としては、「大きないびき」「日中の眠気」「睡眠中の多動」「夜間の多尿」「夜尿症」「早期の頭痛」「性格の変改」「精神症状（行動異常）」「不眠」「夜間の窒息感」などがあげられます（右図）。

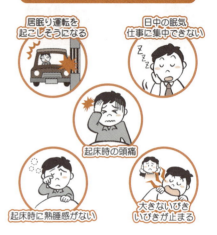

睡眠時無呼吸症候群の主な症状
- 居眠り運転を起こしそうになる
- 日中の眠気 仕事に集中できない
- 起床時の頭痛
- 起床時に熟睡感がない
- 大きないびき いびきが止まる

## Q 睡眠時無呼吸症候群の原因は？

A　まず、肥満傾向にある方は首の周りに余分な脂肪が付いているため、気道が塞がりやすくなり、患者さん全体の約3割を占めます。そして日本人に多いのですが、生まれつき顎が小さい方も、気道がもともと狭いためリスクが高まります。扁桃腺が腫れている方や、鼻ポリープや鼻中隔湾曲症、慢性副鼻腔炎といった鼻疾患が原因になることもあります。

口を大きく開けて舌を長く伸ばす方法で状態が推測できます（P223、上図）。口蓋垂が隠れていたり（クラスⅡ）、軟口蓋しか見えなかったりして（クラスⅢ）数値が高くなると、睡眠時無呼吸症候群のリスクが高くなります。

家族やベッドパートナーがいる場合は、いびきや無呼吸を指摘されて来院することが多いのですが、一人で寝ている方は気付かずに症状を悪化させている例も少なくありません。昼間の強い眠気や頭痛などがある場合は、一度専門の医療機関を受診しましょう。

**マランパチの分類（口の中の状態）**

| クラスⅠ | クラスⅡ | クラスⅢ | クラスⅣ |
|---|---|---|---|
| ・軟口蓋、口峡、口蓋垂、口蓋弓が見える | ・軟口蓋、口峡、口蓋垂（一部）が見える | ・軟口蓋（口蓋垂の基部）のみ見える | ・軟口蓋も見えない |

(図中ラベル：軟口蓋、口峡、口蓋垂、舌、口蓋弓)

## Q 睡眠時無呼吸症候群の治療方法を教えてください

**A** 症状の重症度や原因により変わりますが、代表的なものとして三つあげられます。

まず一つ目は、睡眠中にCPAPを装着します（持続陽圧呼吸療法）。無呼吸になってセンサーに指令が入ると、プレッシャーをかけて喉を広げ、気道へ空気を送り込みます。副作用もなく効果も高いのですが、口を開けて寝てしまうと、鼻から空気を入れるのに口から抜けてしまうこともあります。1時間に20回以上無呼吸の症状が起こる方は保険が適用されます（右写真上）。

二つ目は、睡眠中に、口の中にマウスピース（口腔内装置）を装着するものです（右写真下）。比較的軽症でCPAPが適用されない方、重症だけれどもCPAPと併用して効果を高めたい方、CPAPを使用してみたけれどもあわない方などが治療に来られます。小型ですので、旅行や出張に手軽に持ち運べるというメリットもありますが、歯の本数が極端に少なかったり、重度の歯周病や顎関節症など、口腔の状態によっては使用できない場合もあります。

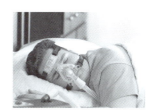

CPAP療法（マスクを装着）

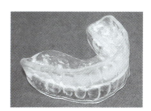

口腔内装置（マウスピース）

睡眠時無呼吸症候群の歯科的アプローチ

解説 睡眠時無呼吸症候群の歯科的アプローチ

三つ目として、原因がアデノイドや扁桃肥大であると明らかな場合や、他の方法がうまくいかない場合は、手術という選択肢もあります。

肥満の方は、減量を行うことで症状が軽くなる可能性があります。適度な運動を行い、寝酒や深酒を止めるなど生活習慣を見直しましょう。また、睡眠時の体位も重要で、上向きに寝てしまうと舌根部が下がり上気道がふさがれるので、抱き枕を試すなど、横向きに寝れるよう指導しています。

## Q マウスピースに関する最新治療はどのようなものですか？

**A** マウスピースでの治療は、下顎を少し前に出した状態で固定するものです。気道が広がるためスムーズに空気が通るようになり、症状が改善されます。一般的な上下一体型は、顎の動きを抑制するため、慣れるまでは違和感があるかもしれませんが、現在は柔らかい素材で装着感が改善されたものや、微調整が可能な装置も出ています。また、使用しているかどうか状況管理ができるものもあります。

装着後は、1〜2週間おきに診察を行います。「装着使用状況」「いびきの変化」「起床時の咬合変化」「咀嚼障害の有無」などを確認して、マウスピースの調整を行います。違和感がひどい場合は、一回の使用時間を短縮したり、一日おきの装着からスタートします。

- ●マウスピースの効果が高い例／下顎後退、やせ型、首回りが細い、年齢が若い、女性、低呼吸が多い
- ●マウスピースの効果が低い例／肥満、呼気時にもいびきがある、鼻閉

### マウスピースは安全で有効な治療法

**正常な場合**
気道は、十分に開いています

**いびき症**
肥満で大きくなった舌が気道を塞いでしまい、呼吸が妨げられています

**マウスピースを入れると**
マウスピースは、舌を持ち上げ気道を広げるので、呼吸がしやすくなり、いびきをかかなくなります

## 解説　睡眠時無呼吸症候群の歯科的アプローチ

### Q 子どもの睡眠時無呼吸について教えてください

**A** 大人と比べて昼間の眠気を訴えることが少ないため、発見が遅れて見過ごされてしまう場合が多くあります。子どもの約10％はいびきをかいています。穏やかないびきであれば、それほど気にする必要はありませんが、激しいいびきだったり、眠っている間の呼吸が苦しそうな場合は注意が必要です。睡眠の質が悪くなり、日中の眠気や疲労感が出現してきます。時には、落ち着きがなくなることもあります。

また、睡眠中に胸腔内の陰圧が強くなり、心臓に負担を与えたり、肋骨や胸骨の変形をきたしたりします。さらに、成長ホルモンの分泌低下を起こすともいわれています。

子どもの睡眠時無呼吸の原因の多くは、アデノイドや扁桃腺の肥大によるもので、手術という選択肢も考えられます。

### Q かかりつけ歯科医の役割は

**A** 睡眠中の無呼吸は、自分自身ではなかなか気が付かないため、検査や治療を受けていない方もまだ多くいると思われます。多くの歯科医院では患者を水平に寝かせ、開口してもらい治療を行います。その際に息苦しいと訴えられる方は無呼吸症の可能性があります。その他、舌の大きさや噛み合わせを見ることで、かかりつけ歯科医は睡眠時無呼吸かどうかを見極める重要な役割を担っていると思います。

当院では、医科と連携を取り、早期発見に努めています。お困りの方や気になっている方などは、一度最寄りのかかりつけ医に相談してみてください。紹介を受けた場合には、丁寧に対応いたします。

※口腔内装置を使った治療を行う際には、必ず医科の睡眠検査（簡易検査か精密検査〈PSG検査〉）と診断が必要になります。

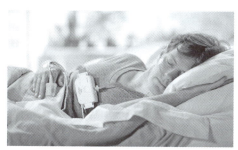

睡眠簡易検査／脈拍数・酸素飽和度などを測定（評価）

## 歯科専門医たちが詳しく解説

# 歯科と医科の連携による口腔ケアは全身疾患の予防に効果的

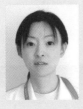

広島大学病院 口腔総合診療科 連携口腔ケアサポートチーム副代表
**西 裕美** 診療講師

にし・ひろみ。2000年広島大学歯学部歯学科卒業。2004年同大学院歯学研究科歯学臨床系（口腔外科学第二）専攻修了、同大学歯学部産学官連携研究員（口腔細菌学）。2007年同大学病院助教（口腔顎顔面再建外科）。2009年ボストンフォーサイス研究所（免疫学）。2012年同大学病院診療講師（口腔総合診療科）、同大学病院連携口腔ケアサポートチーム副代表併任。

医科の治療中に起こる合併症には、口の中の細菌が原因のものが少なくありません。感染源となる歯の治療や口腔管理を行うと、口の中の細菌数が徐々に減少するため、口腔ケアで術後の傷口の感染や肺炎が減り、平均的な入院日数も短くなります。ここでは、歯科と医科の連携の重要性について、広島大学病院連携口腔ケアサポートチーム副代表でもある同大学病院口腔総合診療科の西裕美診療講師に話を伺いました。

**Q 口の中は、体の中で最も細菌数が多いとは本当ですか？**

**A** 口の中の歯垢には、便と同量の細菌が含まれています。これらの細菌の中には、全身疾患の治療中に起こる感染や、誤嚥性肺炎の原因とな

る細菌もたくさん含まれています。

　現在、程度の差はありますが、成人の約8割が歯周病を発症し、歯周病菌を口の中に持っているとされています。歯周病菌をはじめとする口の細菌は、治療の際の合併症発症にも大きく関係します。体が元気なときはそれほど問題ではありませんが、体力が落ちたときには菌の力が強くなってしまうので、しっかり管理することが大切です。

### Q 病院ではどのような歯の検査を行っていますか？

**A** むし歯や歯周病の検査、レントゲン検査により、感染の原因となる菌の有無を調べるほか、口腔内の細菌数を測り、数をコントロールすることに役立てています。また、病気の治療中はストレスや薬剤により唾液量が減ってしまい、細菌数が増加する可能性があるため、口の渇き度合も検査します。

　このような検査の結果は、数値で表して、感染の具体的な危険性を医療従事者で共有しています。さらに、必要があれば噛み合わせや入れ歯の検査も行い、治療中の体力を維持する食事の量が低下しないように管理しています。

　むし歯や歯周病の治療など、感染源を取り除く歯科処置と併せて、口の細菌数を少なく維持できるよう、超音波による歯石除去や歯ブラシ指導を継続し、細菌の定着を抑えるため機械による歯面研磨を行います。

　普通の歯ブラシだけでは、合併症に関係する不要な細菌を十分に落とすことはできません。必要に応じて、口の細菌の増加を抑える薬、乾燥を抑える薬を処方し、口の不具合が原因で治療の足を引っ張らないよう、担当医師と相談をしながら管理を行っています。

### Q 歯科ではどのような治療を行っていますか？

**A** 当科では、がん患者さんや全身麻酔の手術を受ける方、脳卒中などで緊急入院された方など、全身状態が不安定な方に対して治療を行っています。全身治療の内容や期間によって患者さんの抵抗力に差が出るため、歯科治療の内容も担当医師と相談しながら検討し、治療しています。

解説　歯科と医科の連携による口腔ケアは全身疾患の予防に効果的

**解説** 歯科と医科の連携による口腔ケアは全身疾患の予防に効果的

　全身麻酔の手術を行う方は、手術時の麻酔装置が口を通過し、上顎の前歯に負担がかかることがあります。そのため、動揺している歯や破折しやすい被せがある方に対しては、応急的に歯を固定したり、マウスピースを作ったりします。歯周病によって膿や痛みがある場合には、感染源となりやすいため抗生剤を使います。

　また、全身治療が長期に及ぶ方や口の細菌が合併症に関係しやすい治療を行う方には、感染源となる悪い歯を抜いたり、神経を取ったりします。心臓血管外科の手術の場合には、膿などがなくなるまで手術を延期することもあります。

　当院では、以上のような全身状態が不安定な方、血液をサラサラにする薬や抜歯に問題となる骨粗しょう症薬を使用している方など、地域の歯科医院では対応が難しい方にも対応しています。具体的には、全身状態が不安定な時期だけ治療したり、難しい処置だけ行ったりした後、かかりつけ歯科で継続してケアしてもらうようにしています。

### Q 骨病変（骨粗しょう症やがんなどによる）治療薬を使用する患者さんには、特に注意が必要だそうですね？

**A** 骨病変治療薬は非常に有効な治療薬ですが、使用すると確率は低いものの、顎骨壊死が発生することが報告されています。

　顎骨が壊死すると、歯肉の腫れ、痛み、膿が出る、歯がぐらぐらして抜け落ちる、顎骨が露出するなどの症状が出ます。歯科治療の内容によっては休薬が必要な場合もあります。また、口腔内の不衛生が顎骨壊死に関係しているとされているため、使用している方は歯科医院での定期的なメンテナンスが必要です。

### Q 口の中の細菌管理が重要と聞きました

**A** 抗がん剤などの薬が原因でできる口内炎もありますが、口の中の細菌が多いと、口内炎はさらに広がってしまい、痛みも強くなります。これを二次性口内炎といいます。口内炎で食事がしにくくなると、栄養状態が

悪化するだけでなく、治療効果が下がってしまいます。予防するために、口の中の細菌を減らすことが重要です。

　化学療法による口内炎は、歯科の介入によって減少するという調査結果も出ています。歯科受診を全くしていない方は、76％に口内疼痛がありましたが、定期的に歯科受診している方は、20％がわずかな疼痛を認めただけという結果が出ました（当科外来調査）。

**解説**

### Q 口腔ケアによる他科疾患の治療実績は、どんなものがありますか？

**A** 入院中に肺炎になる原因となる菌は、8割は口腔内にありますが、歯科の介入によって口の中の菌数は減少します。

　例えば、介入直後から7日ごとに細菌数を調べた実験では、細菌数が時間の経過とともに急激に減少し、21日後には正常値の細菌数より少ない数で維持するようになりました。これは、感染源となるう蝕や歯周病の治療を行い、口腔ケアを継続したことによります。

　肺炎予防には、歯科受診して感染源を治療し、口腔ケアを継続することが重要です。肺がんの手術後に肺炎を発症した率は、歯科が介入していない場合に13％だったものが、歯科介入によって4.6％まで減少したという報告があります（下図）。

歯科と医科の連携による口腔ケアは全身疾患の予防に効果的

**口腔ケアは、早期回復に繋がる**

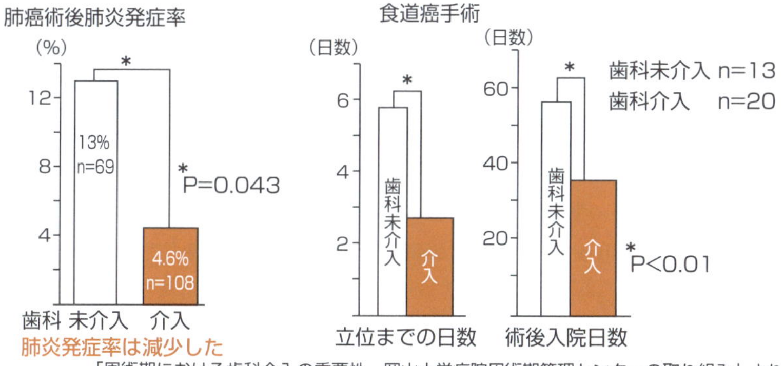

肺癌術後肺炎発症率
(%)
歯科未介入 13% n=69
歯科介入 4.6% n=108
*P=0.043
肺炎発症率は減少した

食道癌手術
(日数)
歯科未介入 約6
歯科介入 約2.5
立位までの日数
*

(日数)
歯科未介入 約57 n=13
歯科介入 約35 n=20
術後入院日数
*P<0.01

「周術期における歯科介入の重要性　岡山大学病院周術期管理センターの取り組み」より

このほかに歯科が介入することで、治療による入院日数が胃がんでは34日→23日に、大腸がんでは31日→21日に、前立腺がんで23日→18日まで減少したとの報告もあります。食道がんでも手術後の立位までの日数、入院日数とも減少しており、治療成績の向上がみられました（下図）。

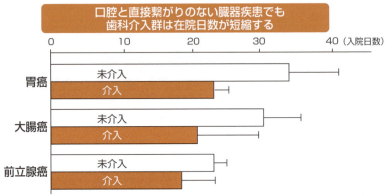

「大西徹郎：周術期における口腔ケアの有用性についての検討 看護技術51号14頁：1304-7」より

## Q 広島大学病院での歯科・医科連携について教えてください。

**A** 当院では2012年12月に、歯科以外の職種である医師や看護師、薬剤師、言語療法士など、多職種で構成する連携口腔ケアサポートチームを結成し、口腔管理を通して疾患治療中の感染を予防する取り組みを始めました。全身疾患の治療内容や、治療によって大きく変化する患者さんの体の抵抗力に応じて、口腔管理する取り組みを行っています。

口腔管理では、前述のように一般的な口の検査に加えて、口の中の細菌数を測定し、感染の危険性を数値化しています。これにより、患者さん自身だけでなく、歯科以外の医療従事者も口の状態を把握することが可能です。さらに、医科とのカンファレンスで詳細な情報を共有します。

また、講習会を通じて、歯科スタッフが全身疾患の治療について学ぶとともに、歯科以外の職種の方にも口の管理を支援してもらえるように、口腔ケアの研修会を開催しています。

## Q 広島大学病院の歯科・医科連携が充実している理由とは？

**A** 歯学部のある国立大学病院の中では、当院が最も多くの患者さんに対し、歯科と医科が連携して合併症予防に取り組んでいる実績があります。

免疫力低下が起こりやすい治療中には、感染に結びつかないように医師と連携して、適切な時期に適切な治療を行います。その後、治療が一段落した際には、かかりつけ歯科でケアを継続してもらうなど、患者さんの状態や希望に応じた管理を行っています。

担当の医師や看護師に、口腔管理を希望することを伝えてもらい、少しでも早い時期から口の感染の危険性を数値として評価をして、効率的な管理を行うことを勧めています。

## Q 今後の課題について教えてください。

**A** 患者さんが入院中や頻繁に通院しているとき（急性期）には、歯科として介入が可能ですが、急性期を経ると次第に介入が難しくなります。その意味では、地域の歯科医院との連携が重要になります。

近年、かかりつけ歯科を対象にした講習会などが実施されており、開業医の認識は高まっていますが、患者さんが通院してくれないことには治療ができません。当院でも、かかりつけ医での診療を勧める手紙を患者さんに送っていますが、まだ万全とはいえません。

口の中の細菌は、治療中の合併症だけでなく、糖尿病や脳卒中、動脈硬化、心筋梗塞、心内膜炎、肺炎、リウマチ、早産など、多くの病気に関係していることが分かっています。痛い、腫れる、歯が動くなどの自覚症状がなくても、通院して口の管理を継続することが何より大切です。

解説　歯科と医科の連携による口腔ケアは全身疾患の予防に効果的

## 歯科専門医たちが詳しく解説

# 歯医者さんの上手なかかり方

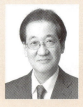

広島大学病院 口腔総合診療科
**河口 浩之** 教授

かわぐち・ひろゆき。1961年広島県生まれ。1986年広島大学歯学部歯学科卒業、1990年同大学院歯学研究科修了。同大学歯学部（歯科保存学第二講座）助手、同大学附属病院講師を経て、2001年同大学歯学部助教授。2012年日本鋼管福山病院歯科部長。2017年7月広島大学病院口腔総合診療科教授着任。日本歯周病学会専門医。日本歯内療法学会専門医。

現在、歯科開業医の総数はコンビニの数よりも多いといわれています。そんな中、「何を基準に歯科医を選んだらいいのか」という声をよく聞きます。歯科診療は歯科医によってさまざまで、納得のいく治療を受けるには歯医者選びが大変重要です。ここでは、良い治療を受けるために知っておくべきポイントなどについて、広島大学病院口腔総合診療科の河口浩之教授に話を伺いました。

### Q 歯医者選びのポイントについて教えてください

**A** 患者さんは、何らかの訴えがあって歯科医院に行く場合が多いと思いますが、まず、その訴えにしっかりと応じてもらえるか、患者さんの立場で考えている歯医者かどうかを判断してください。

次に、適切な治療方法についてきちんと丁寧に説明してもらえるか、それ

で納得できるかどうかを考えてください。「この先生なら治療を任せられる」と思えるかどうかが重要です。

## Q 「削らない・抜かない」がスタンダードな治療ですか？

**A** それがスタンダードということはありません。歯科医療の進歩で以前に比べて歯を削らず、抜かずに治療できる方法や材料が開発されています。しかし、歯を抜いたり、歯の神経を取ったりする方が良い場合ももちろんあります。

歯を抜かないで残しておくと、細菌の温床になって体に良くないこともあります。その意味でも、現在の歯の状態や考えられる治療法のメリット・デメリットをきちんと説明してもらい、一緒に判断すると良いのではないでしょうか。

## Q セカンドオピニオンについて 大事なポイントを教えてください

**A** まず、知っておいてもらいたいことは、セカンドオピニオンは医師（歯科医師）との信頼関係を壊すことではなく、患者さんの「権利」だということです。

歯科治療でも同様です。歯科医師はできるだけ丁寧に説明していると思いますが、それでも患者さんは疑問や不安に思ったりすることもあります。自分の気持ちや疑問に思ったことは必ず伝えてください。治療を受けるのは患者さん自身ですので、その治療を十分理解し、納得して治療を受けることが大切です。

どうしても納得できない、あるいはほかの歯科医師の意見も聞いて確認したいと思ったら、セカンドオピニオンを受けたいということをきちんと歯科医師に伝えてください。このような状況のときにこそ、その対応によって歯科医師との信頼関係がより構築できるものと思われますし、そうあってほしいと思います。

解説　歯医者さんの上手なかかり方

**解説　歯医者さんの上手なかかり方**

## Q 歯科医の「資格」も選択の目安になりますか？

**A** 歯科医を選択するとき、専門医や認定医の資格を持っているかどうかは一つの目安になります。歯科医院の受付などには認定書が飾ってありますが、現在は、通院する前に各歯科医院が開設しているホームページなどでチェックすることができます。

資格は患者さんへの情報提供の一つになるはずですから、ほとんどの場合で掲載していると思います。絶対的なものではありませんが、「歯学博士」であるかも基準の一つになります。結論を言えば、資格は「ない」より「ある」に越したことはありません。

## Q 歯科の「専門」について教えてください

**A** 医科ほどではないですが、歯科もいくつかの専門分野があります。歯科医によっては得意な領域の治療を持っています。一人の歯科医が一人の患者さんの歯科治療を全て行うことが理想ですが、難易度の高い治療が含まれることもあります。その場合には、その領域のみについて、患者さんを専門の歯科医に紹介することもあります。

大学病院では医科・歯科ともに専門領域に分かれて治療しており、口腔外科専門医の資格を持つ歯科医がいるため、親知らずの抜歯などで治療が困難になることが予想されれば、大学病院の歯科を紹介される場合があります。むし歯で歯根治療をする場合でさえ、歯の種類によっては難易度が大きく異なり、治療技術で歯の予後が変わるため歯根の治療の専門医もいます。

## Q 適切な治療環境とは？

**A** 部屋が快適で、きれいなことを呼び物にする歯科医院もあります。快適に越したことはありませんが、大切なのは診療室内の清潔さです。感染対策をきちんと行っているか、器具の消毒などは十分かなどです。見分けるのは難しいと思いますが、診療時に手袋を替えているか、器具の使い回しはないかなどは、待ち時間や治療の合間に少し注意して見ていると分かる

こともあります。医師や看護師など医療関係者が歯科治療に通院するときは、そこの歯科医院内の感染予防対策をひそかにチェックしているという話を聞きます。

## Q 医療機器についてはどうでしょうか？

**A** 近年では、歯科治療を効率的に行える新しい治療機器や材料が多く販売されています。歯科専用のCTもその一つです。インプラントを埋入（にゅう）するとき、骨の立体的な形態を把握するために導入されたため、インプラント治療を行っている歯科医院には設置されていると思います。CTは骨の状態だけでなく、歯根の形態や歯神経の管の位置の把握などにも利用できます。また、歯科用顕微鏡（けんびきょう）の登場で、歯の細かい部分まで観察できるようになりました。これらの医療機器の利用で、より精度の高い診査や診断、歯科治療が可能となりました。

## Q 医科との連携について教えてください

**A** 体調や服用薬が歯科治療に影響を及ぼすこともあるため、自分の状態については、必ず隠さず伝えてください。状態によっては、かかりつけの医院（医師）に問い合わせることもあります。

　超高齢社会となり、今後は、さまざまな疾患を持つ方が歯科に通院するようになるため医科との連携は必須です。現在では歯周病などの歯科治療をしっかり行い、口の中を清潔に管理することで、健康寿命が延伸されることが分かってきています。医科と歯科が連携し、検査結果を共有して治療方針を話し合うことで、患者さんにとって最良の歯科治療が可能になります。

　医療の進歩は著しいものがありますので、それによって歯科の対応も変わっていきます。昨日まで不可能であった治療が、明日には可能になることもあります。歯科にとって、医科との連携は欠かすことができません。

解説　歯医者さんの上手なかかり方

## Q 患者さんに合った歯科医とは？

**A** いくつかの視点をあげていきます。まず、地理的に通院しやすいことは歯科医院を選択する上で重要です。仮歯が取れた、セメントが欠けたなどの些細なことでも、無理なく通院できるメリットは大きいです。

次に、患者さんの年齢も選択基準になります。子どもであれば、小児を診察している経験が豊富な小児歯科専門医、また、高齢者で入れ歯を作りたいのであれば、補てつ専門医が良いでしょう。このように、その領域を専門にしている歯科医を選択するのは一つの方法です。歯並びなら矯正歯科専門医、歯周病なら歯周病専門医がいます。

問題となるのは、歯医者が苦手なため、できるだけやさしくて痛くない治療を望む患者さんの場合です。そのような治療は、医学的に良い治療でない場合があるからです。例えば、歯周病治療で歯肉の周りの歯石を取るときは少し痛いはずです。それなのに、痛さを防ぐために表面をなぞるだけでは意味がありません。

また、歯根の治療時にラバーダム（その歯だけを被せて唾液などの汚染物ができるだけ入らないようにするもの）を使用するときは、途中でうがいなどができません。患者さんは大変かもしれませんが、きちんと治すためには必要な器具で、その重要性を理解していただきたいと思います。良い治療は、患者さんの協力があって成り立ちます。

歯根の治療中に、「しんどいから途中でうがいをしましょう」などという声かけは、一見やさしいように感じられるかもしれませんが、それはすなわち、衛生的にすべき治療を途中で感染させてしまうことになるのです。

むし歯や歯周病からの細菌感染で熱が出たり、重篤な病気になったりすることが分かってきています。患者さんに合った歯科医とは、患者さんの健康をまず第一に考え、十分な信頼関係を築ける歯科医ではないでしょうか。

## 歯科専門医たちが詳しく解説

# 「広島歯科医療安全支援機構」
## ——院内感染や医療事故の防止に向けて

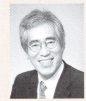

広島大学病院 歯周診療科
**栗原 英見** 科長・教授
※プロフィールは、P4（イントロダクション）に掲載しています。

「広島歯科医療安全支援機構」は、広島県内の個人開業の歯科医院で行われている、院内感染や医療事故を防ぐための取り組みを支援する組織です。ここではこの組織の意義や活動内容などについて、機構長である広島大学病院歯周診療科の栗原英見教授に話を伺いました。

### Q どんな組織でしょうか？

**A** 開業歯科医院は一般的に規模が小さく、小規模医療機関の代表的な存在です。医療安全に関する人的・財政的な面が不足しており、安全に関する最新の知識を学ぶ機会を作り出すのが難しいのが実情です。また、各々に独立しているため医療安全の実態の把握も困難です。

解説

こうした課題を踏まえ、「広島歯科医療安全支援機構」は個人開業歯科医院とインターネットを介して一対一で連携し、各歯科医院に大病院の医療安全管理部と類似した機能を提供するため、2013年5月に立ち上がった組織です。

広島大学病院などで培われた専門的ノウハウを県内の歯科医院に提供し、歯科医院の医療安全活動（院内感染予防対策、医療事故防止）への取り組みを支援しています。2019年1月15日現在、歯科医院119施設(県内111施設、県外8施設)、病院歯科6施設（県内）が参加しています。

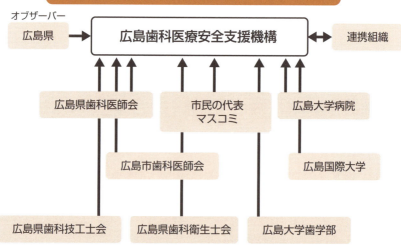

広島歯科医療安全支援機構の組織について

「広島歯科医療安全支援機構」──院内感染や医療事故の防止に向けて

## Q 具体的にどんな活動をしていますか？

**A** 当機構の事業の柱は、①教育支援活動、②医院の医療安全体制の自己点検（オーデット）の支援活動、の二つです。

教育支援活動としては、講習会・研修会の開催と受講認定、連携組織主催の研究会などの案内と受講認定、無床歯科診療所の医療安全管理資格の認定などを行い、無床の歯科医院に必要な、医療安全の知識・技術を獲得することを支援します。これにより、県内の歯科医療機関のスタッフ（歯科医師・

歯科技工士・歯科衛生士など）全体の医療安全レベルを標準化することが重要です。

医療安全体制の自己点検（オーデット）では、当機構がインターネットで提供するチェック項目を各歯科医院が自己点検し、それぞれの医院から返信された結果を当機構で相対的に評価し、各歯科医院に必要な改善策などを助言します。「オーデット（自己点検）」は、院内感染症予防対策の一環としてイギリスで生まれたもので、この取り組みに力を入れることで、医療従事者の医療安全に対する自覚を高めることも狙いの一つです。

## Q これまでの成果と今後の展望について教えてください

**A** 当機構には、広島県歯科医師会・広島市歯科医師会などの歯科医療スタッフの団体、広島大学病院、広島国際大学、市民の代表・マスコミなど、それぞれの立場から地域歯科医療機関の医療安全の向上を支援し、行政も見守っています。

これまで6年間の活動で、歯科医師35人・歯科衛生士48人・歯科技工士2人が医療安全に関する十分な講習を受け、知識レベルも十分であると確認して認定しています。また、昨年11月に名古屋で開催された「第13回医療の質・安全学会 学術大会」では、当機構のオーデットシステムと実践が「ベストプラクティス賞」を受賞しました（当機構の岩田倫幸が発表受賞）。

今後は、さらに地域の歯科医師・歯科衛生士・歯科技工士と連携して、「広島県の歯科医療提供体制が日本一安全である」と評価されるように活動したいと思っています。また、将来的に、この広島発の取り組みが全国レベルにまで広がってほしいと願っています。

- ■装幀／スタジオ ギブ
- ■本文DTP／濱先貴之（M-ARTS）
- ■図版／岡本善弘（アルフォンス）
- ■帯のイラスト／おうみかずひろ
- ■本文イラスト／久保咲央里（デザインオフィス仔ざる貯金）
- ■取材・執筆・撮影／藤井由美　西本 恵　信永真知子　井川 樹　野村恵利子
  　　　　　　　　　高畑八重子　中谷奈奈　山崎亜希子
- ■企画・販売促進／岡崎 茂　池田真一郎
- ■編集／石浜圭太　渡辺雄大

＊本書の編集にあたり、病院や診療所の歯科医師および関係者の皆さまから多大なるご協力をいただきました。お礼を申し上げます。

＊広島県の「かかりつけ医シリーズ」を引き続き発行していく予定ですので、ご意見、ご要望がありましたら、編集部あてにハガキおよび南々社ホームページにお寄せください。

## 迷ったときの かかりつけ歯医者 広島
――かかりつけ医シリーズ ⑦歯周病・ブリッジ・審美歯科・予防ケアなど

2019年2月15日　初版　第1刷

編　著／医療評価ガイド編集部
発行者／西元俊典
発行所／有限会社 南々社
　　　　〒732-0048 広島市東区山根町 27-2
　　　　TEL.082-261-8243　FAX.082-261-8647
　　　　振替 01330-0-62498

印刷製本所／株式会社 シナノ パブリッシング プレス
＊定価はカバーに表示してあります。

落丁・乱丁本は送料小社負担でお取り替えいたします。
小社あてにお送りください。
本書の無断複写・複製・転載を禁じます。

©Nannansha,2019 Printed in Japan
ISBN978-4-86489-090-8